營養師推薦的
健康養生活力飲

一天一杯，幫你排毒、養顏、抗老、增加抵抗力!!

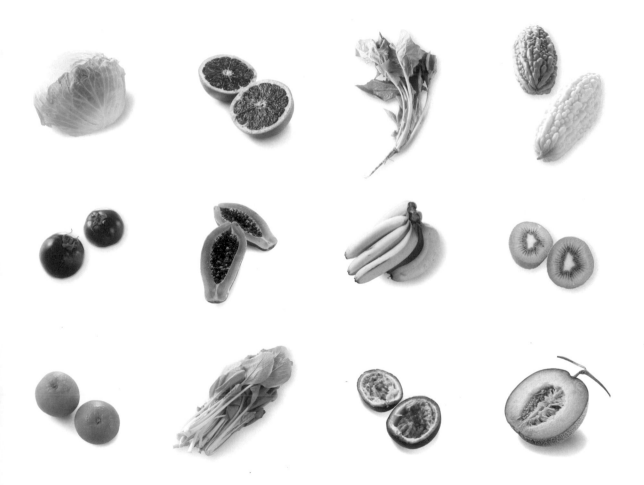

盧美娜。徐明駿 著

contents
目 錄

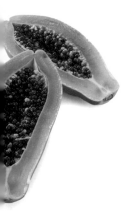

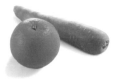

contents
目 錄

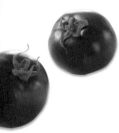

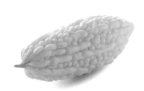

contents
目　錄

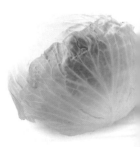

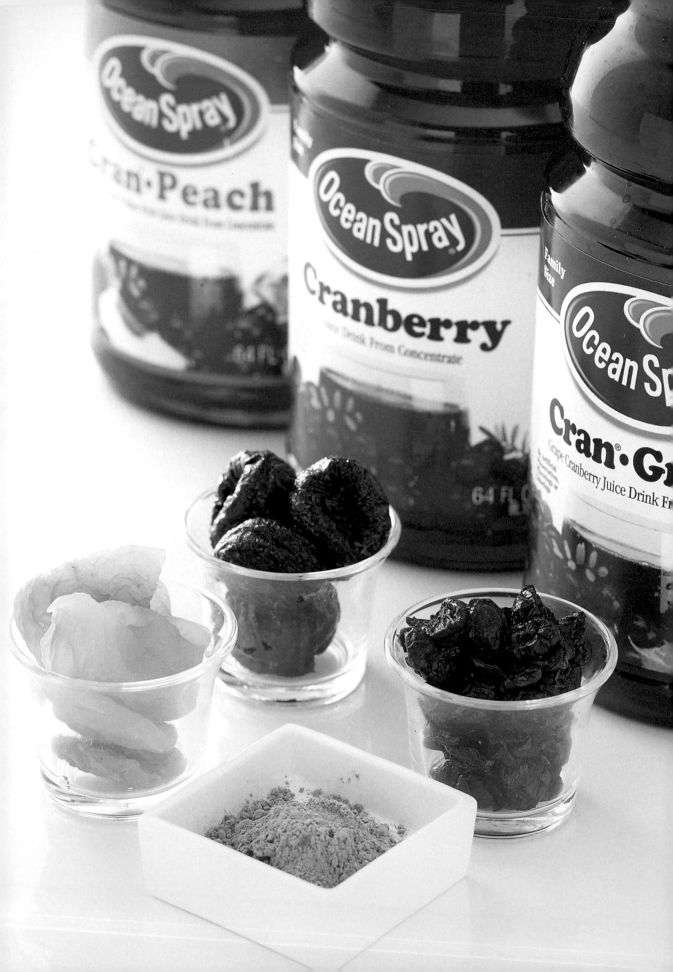

蔬果汁的小幫手

想要保留蔬果更多、更天然的營養，就必須選擇適當的榨汁工具；
並在每次使用過之後，清洗乾淨，才能讓每一道蔬果汁的風味能夠充分展現。

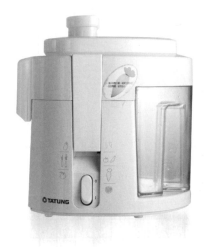

❶ 榨汁機

優點：可渣汁分離。
缺點：無法攝取食物纖維。

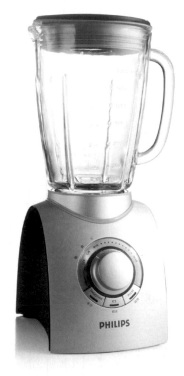

❷ 果汁機

優點：可保留食物纖維。
缺點：無法自動過濾殘渣，需用濾網過濾。

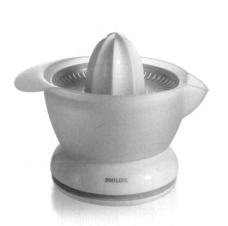

❸ 壓汁器

有分手動和自動，電動壓汁
速度快，不費力。

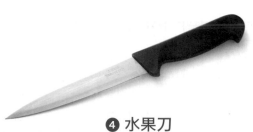

❹ 水果刀

將蔬果切成適當大小。

part

1

黃色

105 道 上班族舒壓安神養心飲

從中醫的角度來看，

黃色食物可養脾健胃，

清除體內自由基與有毒物質，增強免疫力。

同時還能促進血清素的分泌，讓人產生快樂的情緒，

是補充體內能量最不可或缺的營養素。

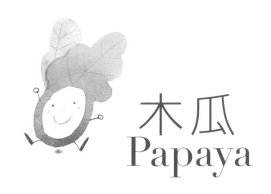

木瓜
Papaya

1 營養 In
含維生素 A、B、C、E、β- 胡蘿蔔素、茄紅素、蛋白質、有機酸、礦物質（鐵、鈣、鈉、鋅、磷、鉀）等營養素。

2 健康 UP
可以幫助消化，有助排瀉及腸蠕動；豐富的維他命含量，可提供人體每日所需要的量，還有助防癌、抗癌、抑癌的功效。對糖尿病患也有益；並有消炎殺菌，及具美膚、抗老化功效。

3 產期
全年 1 ～ 12 月皆有生產，盛產為每年 7 ～ 11 月間。

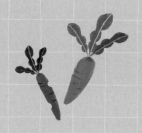

Tips

種子及葉都有含番瓜鹼（carpaine）是一種有毒的生物鹼，吃多了具心臟毒性，不要誤食。
對發育期女性具有乳房發育之助益，但木瓜有收縮子宮的作用，懷孕婦女不宜多吃，但對授乳的母親有催奶作用。

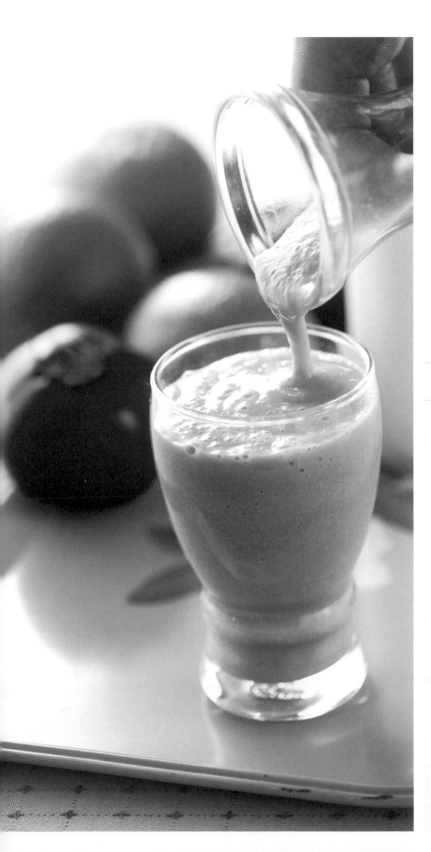

木瓜牛奶汁

材料：
木瓜 1/2 顆、柳橙 1 顆
牛奶 180ml

做法：

1. 木瓜去皮去籽切成小塊。
2. 柳橙切開用壓汁器壓汁。
3. 將全部材料放入果汁機打勻
   即可飲用。

Plus

●木瓜香蕉牛奶

材料：
木瓜 1/2 顆、香蕉 1/2 根
鮮奶 150ml

做法：
木瓜去皮去籽切成小塊；香蕉去皮
切成小塊；將全部材料放入果汁機
打勻即可飲用。

●木瓜胡蘿蔔牛奶

材料：
木瓜 1/4 顆、胡蘿蔔 1/2 根
牛奶 180ml

做法：
胡蘿蔔去皮切成小塊，用榨汁機榨
汁；木瓜去皮去籽切成小塊；將全
部材料放入果汁機打勻即可飲用。

木瓜芝麻牛奶

材料：
木瓜 1/4 顆、鮮奶 150ml
白芝麻粉 1 茶匙、蜂蜜適量

做法：
1. 木瓜去皮去籽切成小塊。
2. 將全部材料放入果汁機打勻即可飲用。

Plus

● 木瓜豆漿汁

材料：
木瓜 1/2 顆、蛋黃 1 粒、豆漿 250ml
啤酒酵母粉 1 大匙

做法：
木瓜去皮去籽切成小塊；將全部材料放入果汁機打勻即可飲用。

● 木瓜柳丁豆漿

材料：
木瓜 1/2 顆、柳丁 1 顆
無糖豆漿 100ml、檸檬 1/2 顆

做法：
木瓜去皮去籽切成小塊；檸檬、柳丁切開，用壓汁器壓汁；將全部材料放入果汁機打勻即可飲用。

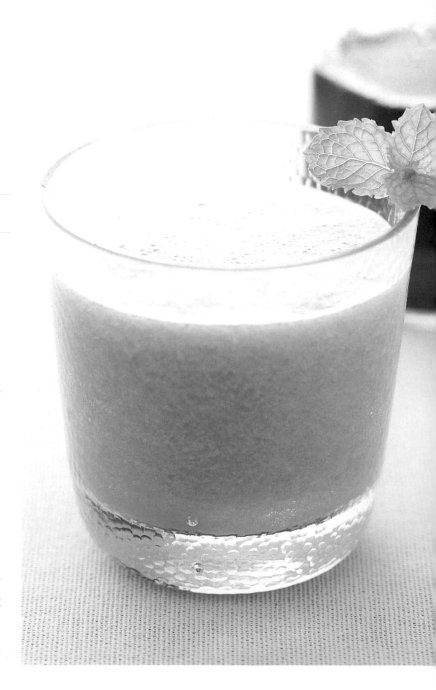

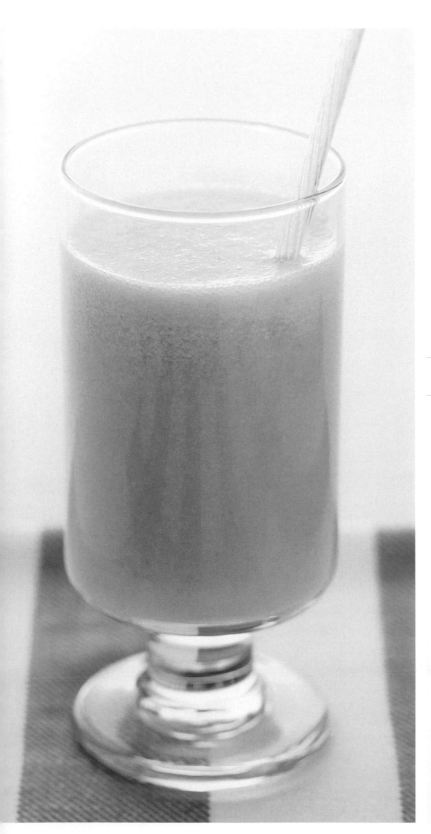

木瓜柳橙優酪乳

材料：

木瓜 1/2 顆、柳橙 1 顆
檸檬 1/2 顆、優酪乳 120ml

做法：

1. 木瓜去皮去籽切成小塊。
2. 檸檬、柳橙切開，用壓汁器壓汁。
3. 將全部材料放入果汁機打勻即可飲用。

Plus

●木瓜哈蜜汁

材料：
木瓜 1/2 顆、哈密瓜 1/4 顆
鮮奶 100ml、碎冰適量

做法：
木瓜、哈密瓜去皮去籽切成小塊；將全部材料放果汁機打勻即可飲用。

●木瓜鳳梨汁

材料：
木瓜 1/2 顆、鳳梨 100 公克
冷開水 30ml、檸檬汁 1/2 顆

做法：
木瓜去皮去籽切成小塊；鳳梨去皮切成小塊；檸檬切開用壓汁器壓汁；將全部材料放果汁機打勻即可飲用。

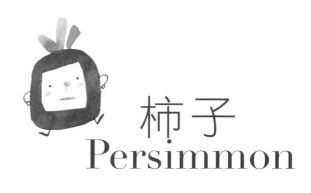

柿子
Persimmon

1 營養 In　含蔗糖、葡萄糖、蛋白質、胡蘿蔔素、維生素 C、B、P、瓜氨酸、礦物質（鉀、碘、鈣、磷、鐵）等營養素。

2 健康 UP　柿子有助清熱潤腸、潤肺止咳、化痰，能預防高血壓、動脈硬化、中風，對支氣管炎、甲狀腺機能亢進、冠心疾病也有很好的幫助。還可減少皺紋、止宿、酒醉、止孕吐。

3 產期　每年 10 ～ 12 月。

Tips

柿子最好不要和海鮮、酒類，以及其他寒性食物一起吃。胃不好、胃酸過多的人，空腹時請儘量不要食用。

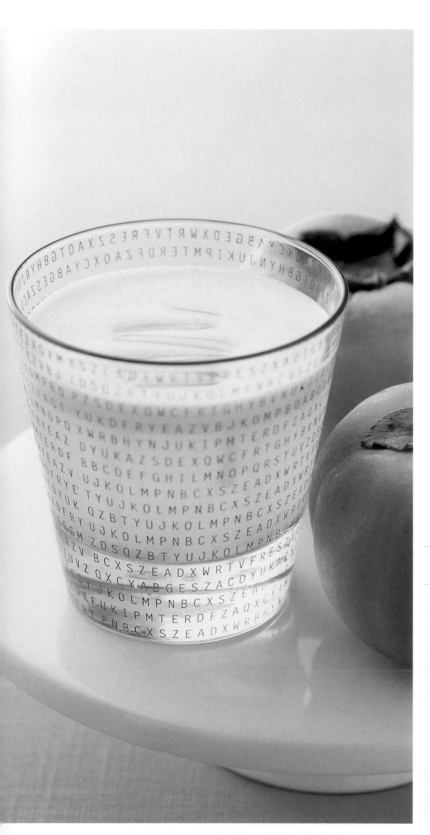

柿子蜜柑汁

材料：
柿子 1/2 顆、蜜柑 2 顆

做法：

1. 柿子去皮去籽切成小塊。
2. 密柑去皮去籽切成小塊。
3. 將全部材料放入果汁機打勻即可飲用。

Plus

● 柿子優酪乳汁

材料：
柿子 1/2 顆、原味優酪乳 200ml

做法：
柿子去皮去籽切成小塊。將全部材料放入果汁機打勻即可飲用。

柿子番茄汁

材料：
番茄 1/2 顆、柿子 1/2 顆
檸檬 1/4 顆、水 180ml

做法：

1. 番茄洗淨去蒂切成小塊；柿子去皮去籽切成小塊。
2. 檸檬切開用壓汁器壓汁。
3. 將全部材料放入果汁機打勻即可飲用。

Plus

●柿子牛奶汁

材料：
柿子 1/2 顆、牛奶 200ml

做法：
柿子去皮去籽切成小塊；將全部材料放入果汁機打勻即可飲用。

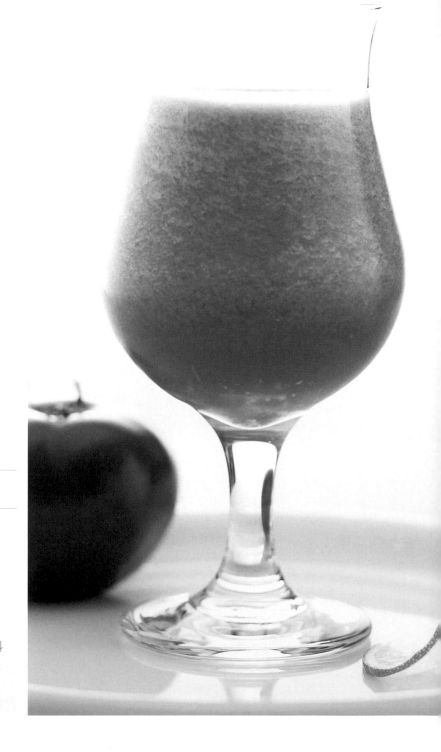

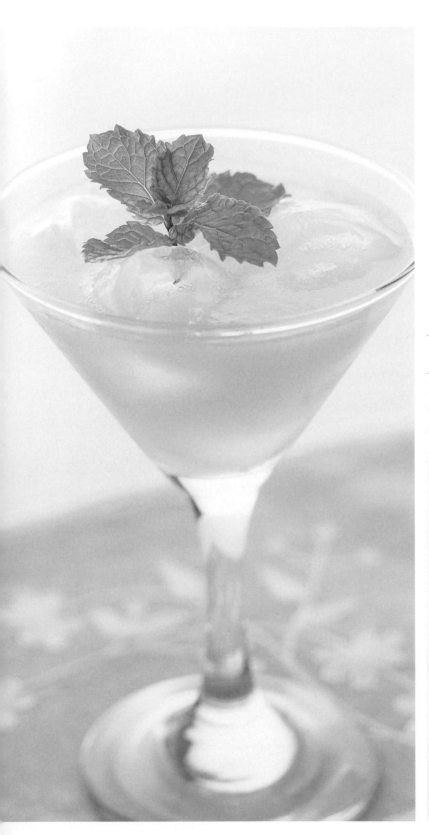

柿子檸檬蜜汁

材料：

柿子 3 顆、檸檬 1/2 顆
水 240ml、果糖適量

做法：

1. 柿子去皮去籽切成小塊。
2. 檸檬切開用壓汁器壓汁。
3. 將全部材料放入果汁機打勻即可飲用。

Plus

●柿子生薑蔬果汁

材料：
甜柿 1 顆、胡蘿蔔 1/2 根、檸檬 1 顆
果糖適量

做法：
柿子去皮去籽切成小塊；薑洗淨去皮，用榨汁機榨汁；將全部材料放入果汁機打勻即可飲用。

●柿子胡蘿蔔汁

材料：
甜柿 1 顆、胡蘿蔔 1/2 根、檸檬 1 顆
果糖適量

做法：
柿子去皮去籽切成小塊；胡蘿蔔去皮洗淨切成小塊，用榨汁機榨汁；檸檬切開用壓汁器壓汁；將全部材料放入果汁機打勻即可飲用。

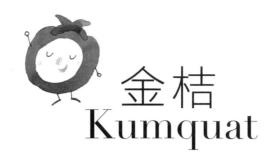

金桔
Kumquat

1 營養 In
含有維生素 A、B、C、P、醣類、蛋白質、膳食纖維、礦物質（鈣、磷、鐵）等營養素。

2 健康 UP
有助理氣、止咳化痰、消食散寒、止渴解酒、保護眼睛；可助改善胸悶鬱結、心悸亢進。也可幫助預防色素沉澱、減緩老化、增進皮膚光澤與彈性；還可助降低血脂、血管硬化、高血壓及支氣管炎，且能幫助增強抵抗力、防治感冒等。

3 產期
每年 6 ～ 10 月。

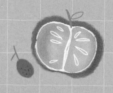

Tips

不可在食用金桔前後搭配牛奶，需間隔一小時以上為佳。咳嗽服用金桔茶，不宜加糖，糖加多反而易生痰。飯前或空腹時不宜多食。

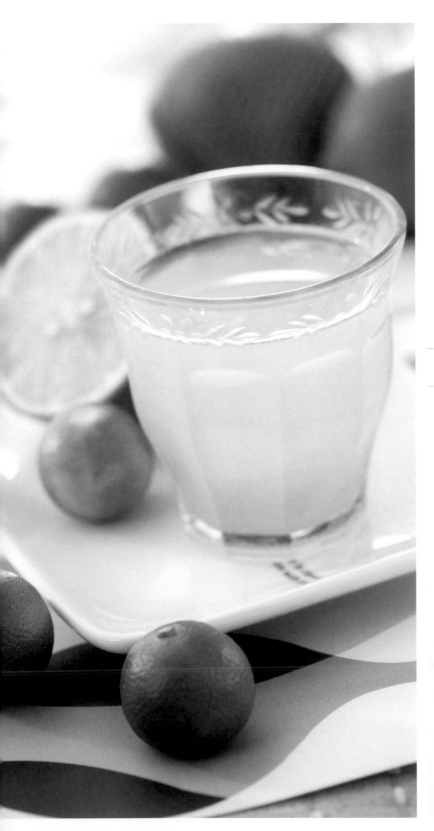

金桔薑汁

材料：

金桔 4 粒、薑 5 克

溫開水 180ml、蜂蜜適量

做法：

1. 金桔切開用壓汁器壓汁。
2. 薑洗淨去皮用榨汁機榨汁。
3. 將全部材料放入果汁機打勻即可飲用。

Plus

● 金桔菠菜豆漿

材料：

金桔 3 粒、無糖豆漿 100ml

白芝麻粉 1 大匙、菠菜 1/3 束

做法：

金桔切開用壓汁器壓汁；菠菜切成小段洗淨用榨汁機榨汁；將全部材料放入果汁機打勻即可飲用。

● 金桔楊桃汁

材料：

金桔 5 粒、楊桃 1/2 顆、蜂蜜適量

冰開水 150ml

做法：

金桔切開用壓汁器壓汁；楊桃洗淨去邊切成小塊；將全部材料放入果汁機打勻即可飲用。

金桔鳳梨汁

材料：
鳳梨 1/4 顆、芹菜 1 小束
金桔 5 粒、果糖適量

做法：
1. 金桔切開用壓汁器壓汁。
2. 芹菜洗淨切成小段，放入榨汁機榨汁。鳳梨去皮切小塊。
3. 將全部材料放入果汁機打勻即可飲用。

Plus

● 金桔蘋果蜜汁

材料：
金桔 5 粒、蘋果 1 顆、蘿蔔 80 克
冷開水 160ml

做法：
金桔切開用壓汁器壓汁；蘋果去皮去籽切成小塊；蘿蔔洗淨切成小條，用榨汁機榨汁；將全部材料放入果汁機打勻即可飲用。

● 金桔綜合果菜汁

材料：
金桔 6 粒、菠菜 80 克、胡蘿蔔 1 根
牛奶 150ml

做法：
金桔切開用壓汁器壓汁；菠菜洗淨切成小段，放入榨汁機榨汁；胡蘿蔔去皮洗淨切成小塊，用榨汁機榨汁；將全部材料放入果汁機打勻即可飲用。

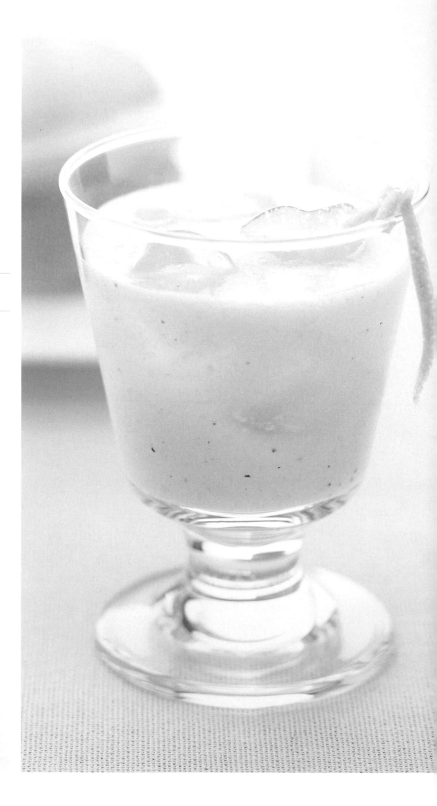

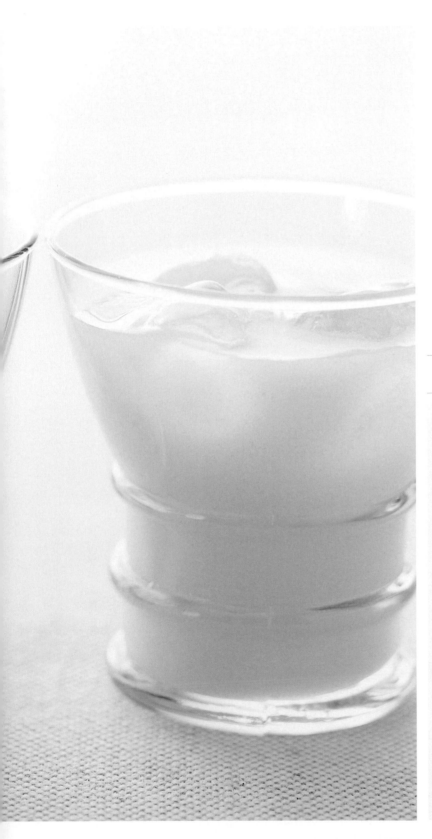

金桔檸檬汁

材料：

金桔 6 粒、檸檬 1/2 顆、蜂蜜適量
開水 180ml

做法：

1. 將全部材料放入果汁機打勻即可飲用。
2. 金桔、檸檬切半用榨汁機榨汁。

Plus

● 金桔胡蘿蔔汁

材料：
胡蘿蔔 1/2 根、金桔 5 粒、蜂蜜適量
檸檬 1/4 顆

做法：
胡蘿蔔去皮切成小塊，用榨汁機榨汁；金桔、檸檬切開用壓汁器壓汁；將全部材料放果汁機打勻即可飲用。

● 金桔橘子汁

材料：
橘子 1 顆、金桔 5 粒、碎冰適量
檸檬 1/4 顆

做法：
金桔、檸檬切半，用榨汁機榨汁；橘子去皮剝成小瓣；將全部材料放入果汁機打勻即可飲用。

23

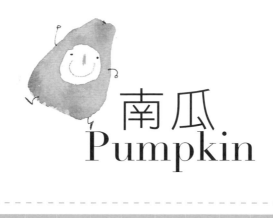

南瓜
Pumpkin

1 營養 In
含澱粉質、胡蘿蔔素、纖維素、葫蘆巴鹼、甘露醇等,維生素 A、B、C、E、礦物質(鈣、磷、鉀、鐵、鎂、鋅)、微量元素鈷等營養素。

2 健康 UP
多食南瓜可提高人體免疫能力,有效防治高血壓、糖尿病、哮喘及肝臟病變,能補中益氣、消炎止痛、清熱解毒、潤肺止咳,可預防皮膚粗糙或感冒,也能預防角膜乾燥症、夜盲症等。

3 產期
每年 6〜8 月。

 Tips

皮膚患有瘡毒易生瘍、脾胃濕熱、胸脹悶者、黃疸和腳氣病患者皆不宜多食。

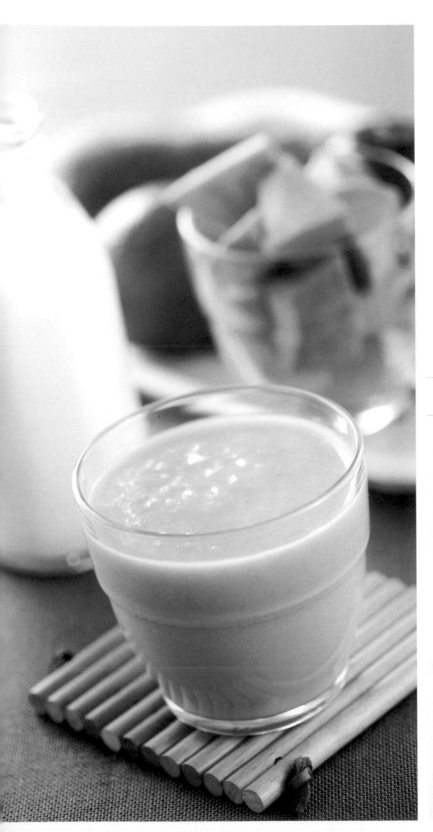

南瓜牛奶汁

材料：

南瓜 150 克、鮮奶 100ml
冷開水 100ml、果糖適量

做法：

1. 南瓜去籽去囊，切成一口大
   小，放入耐熱容器蓋上保鮮
   膜，放入微波爐加熱 1 分半
   左右讓它變軟，冷卻後去皮。
2. 將全部材料放入果汁機打勻
   即可飲用。

Plus

●南瓜牛奶小麥汁

材料：
南瓜 100 公克、牛乳 120ml、脫脂
奶粉 1 大匙、小麥胚芽粉 1 大匙

做法：
南瓜如上述作法處理後，將全部材
料放入果汁機打勻即可飲用。

●南瓜香蕉牛奶

材料：
南瓜 80 克、香蕉 1 根、牛奶 180ml

做法：
南瓜如上述作法處理；香蕉去皮切
成小段；將全部材料放入果汁機打
勻即可飲用。

南瓜柳丁優酪乳

材料：
南瓜 100 克、柳丁 1/2 顆
原味無糖優可酪乳 180ml

做法：
1. 南瓜如上述作法處理；柳丁
   切開，用壓汁器壓汁。
2. 將全部材料放入果汁機打勻
   即可飲用。

Plus

●南瓜奶昔

材料：
南瓜 100 克、牛奶 160ml、蛋黃 1 粒
蜂蜜適量

做法：
南瓜如上述作法處理後，將全部材料
放入果汁機打勻即可飲用。

●南瓜豆漿汁

材料：
南瓜 60 克、豆漿 180ml、楓糖漿適宜

做法：
南瓜去籽去囊，切成一口大小，放入
耐熱容器蓋上保鮮膜，放入微波爐加
熱 1 分半左右讓它變軟，冷卻後去皮；
將全部材料放入果汁機打勻即可飲
用。

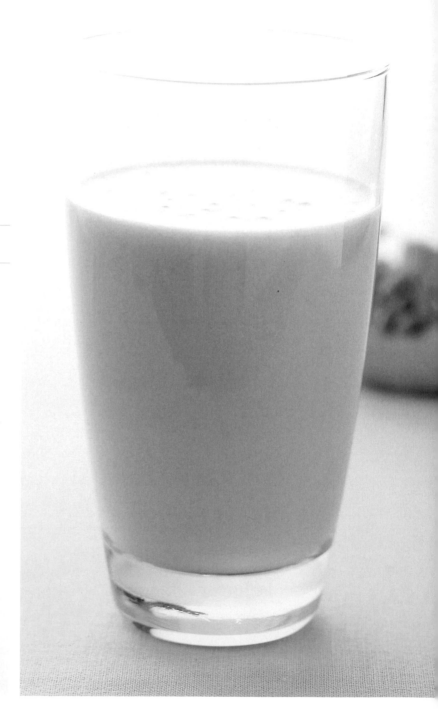

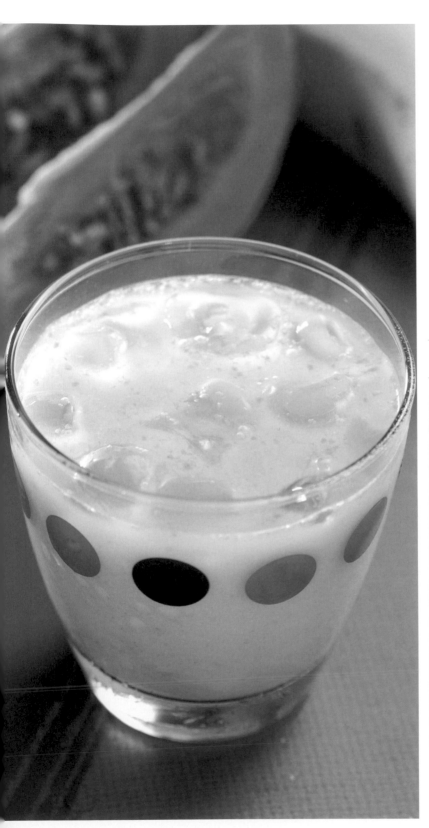

南瓜椰奶汁

材料：

南瓜 100 克、椰奶 100ml
紅砂糖 2 茶匙

做法：

1. 南瓜去籽去囊，切成一口大小，放入耐熱容器蓋上保鮮膜，放入微波爐加熱 1 分半左右讓它變軟，冷卻後去皮。
2. 將全部材料放果汁機打勻即可。

Plus

●南瓜柳橙汁

材料：
南瓜 100 克、柳橙 1/2 顆
牛奶 180ml

做法：
南瓜如上述作法處理；柳橙切開，用壓汁器壓汁；將全部材料放入果汁機打勻即可飲用。

●南瓜蔬菜汁

材料：
南瓜 60 克、花椰菜 100 克
胡蘿蔔 1/2 根

做法：
南瓜如上述作法處理；花椰菜洗淨切小段，用榨汁機榨汁；胡蘿蔔去皮洗淨切小塊，用榨汁機榨汁；將全部材料放果汁機打勻即可飲用。

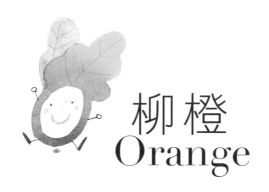

柳橙
Orange

1 營養 In
含纖維素，維生素 A、B、C、E、P（生物類黃酮）、檸檬酸、蘋果酸、礦物質（鈉、鐵、鈣、鎂、磷、鉀、鋅）等營養素。

2 健康 UP
有滋陰健胃、幫助消化、避免便祕，增強抵抗力、避免感冒之功能。也可助強化血管、預防心臟病、中風、瘀傷，有助抗癌功能。對美容也有幫助，防止細胞老化，維持良好的血液酸鹼度，可助改善頭髮經常分叉情形。

3 產期
每年 1～2 月、10～12 月。

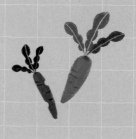

Tips

飯前或空腹時食用，會對胃產生不良影響；糖尿病、腎臟病患者則不宜食。

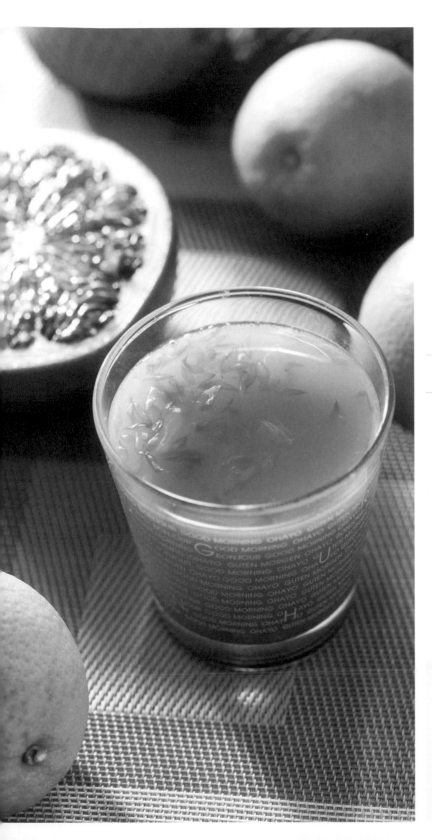

柳橙橘子汁

材料：
橘子 2 顆、柳橙 1 顆
葡萄柚 1/2 顆

做法：
1. 橘子去皮去籽剝成小瓣。
2. 柳橙、葡萄柚切開，用壓汁器壓汁。
3. 將全部材料放果汁機打勻即可。

Plus

● 柳橙芹菜蔬果汁

材料：
柳橙 1/2 顆、芹菜 1/3 束
杏 2 顆、水 180ml

做法：
柳橙切開用壓汁器壓汁；芹菜洗淨切小段，用榨汁機榨汁；將全部材料放入果汁機打勻即可飲用。

● 柳橙綜合果汁

材料：
柳橙 2 顆、小番茄 50 克
洋香瓜 50 克、冷開水 100ml

做法：
柳橙切開用壓汁器壓汁；小番茄洗淨去蒂切成小塊；洋香瓜去皮去籽切小塊；將全部材料放果汁機打勻即可。

柳橙蛋蜜汁

材料：

柳橙 1 顆、蛋黃 1 粒
鮮奶 100ml、脫脂奶粉 2 茶匙

做法：

1. 柳橙切開用壓汁器壓汁。
2. 將全部材料放入果汁機打勻
   即可飲用。

Plus

● 柳橙木瓜牛奶

材料：

木瓜 1/4 顆、柳橙 1 顆
牛奶 150ml、檸檬 1/4 顆

做法：

木瓜去皮去籽切成小塊；柳橙、檸檬
切開，用壓汁器壓汁；將全部材料放
入果汁機打勻即可飲用。

● 柳橙香蕉牛奶

材料：

柳橙 2 顆、香蕉 1/2 根
鮮奶 200ml、蜂蜜適量

做法：

柳橙切開用壓汁器壓汁；香蕉去皮切
成小段；將全部材料放入果汁機打勻
即可飲用。

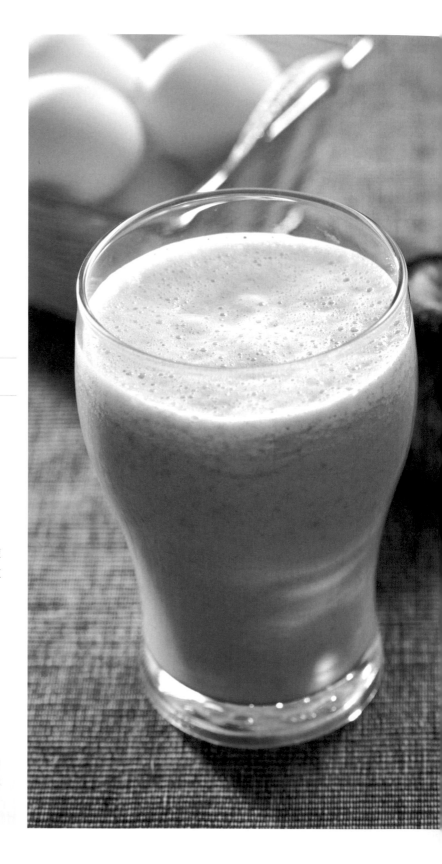

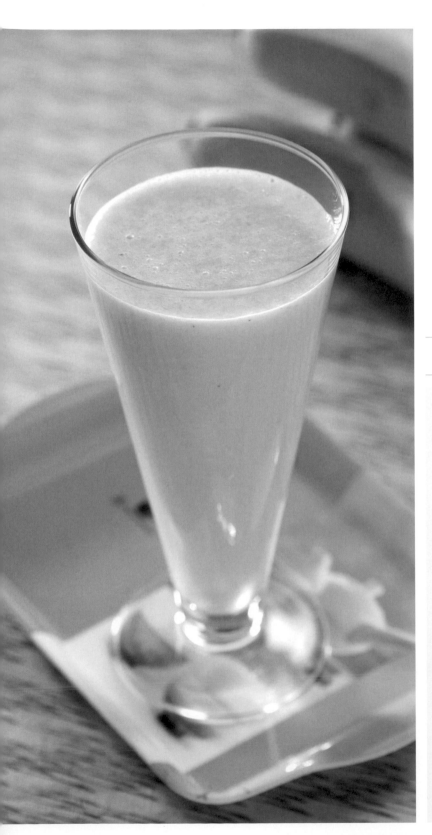

柳橙香蕉優酪乳

材料：
柳橙 2 顆、香蕉 1 根
優酪乳 200ml、檸檬 1/4 顆

做法：
1. 柳橙切開用壓汁器壓汁。
2. 香蕉去皮切成小段。
3. 檸檬切開用壓汁器壓汁。
4. 將全部材料放果汁機打勻即可。

Plus

● 柳橙芒果優酪乳

材料：
柳橙 1 顆、芒果 1/2 顆、檸檬 1/4 顆
無糖原味優酪乳 100ml

做法：
柳橙切開用壓汁器壓汁；芒果去皮去
核挖出果肉，切成小塊；檸檬切開用
壓汁器壓汁；將全部材料放入果汁機
打勻即可飲用。

● 柳橙鳳梨椰奶

材料：
柳橙 1 顆、檸檬 1/2 顆、鳳梨 60 克
椰奶 35ml

做法：
柳橙、檸檬切開用壓汁器壓汁；鳳梨
去皮切成小塊；將全部材料放入果汁
機打勻即可飲用。

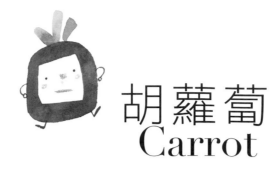

胡蘿蔔
Carrot

1 營養 In
含脂肪、胡蘿蔔素、維生素 A、B、C、纖維素、硒元素、多種氨基酸、礦物質（鈣、磷、鐵、鉀、鈉、菸鹼酸及草酸）等營養素。

2 健康 UP
有助保護眼睛、強化視力；調節新陳代謝、增加抵抗力、提高免疫力。因胡蘿蔔素具有抗氧化活性，能幫助減緩身體衰老。經研究證實，每天吃胡蘿蔔有利於防癌；亦可助改善貧血，防止膽固醇堆積。

3 產期
全年均有

Tips

若大量攝入胡蘿蔔素，會使皮膚的色素變成橙黃色。酒與胡蘿蔔同食，肝臟中會產生毒素，二者最好不要同食。

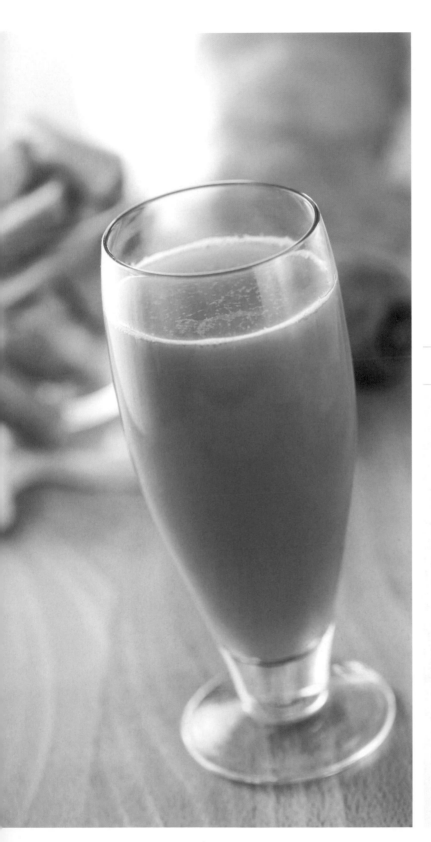

胡蘿蔔梨子汁

材料：

胡蘿蔔 1/2 根、梨子 1 顆、檸檬 1 顆

做法：

1. 胡蘿蔔去皮切成小塊，用榨汁機榨汁。
2. 梨子去皮洗淨切成小塊。
3. 檸檬切開用壓汁器壓汁。
4. 將全部材料放果汁機打勻即可。

Plus

● 胡蘿蔔蛋蜜牛奶

材料：
胡蘿蔔 1/2 根、蛋黃 1 顆
蜂蜜適量、鮮奶 150ml

做法：
胡蘿蔔去皮切成小塊，用榨汁機榨汁，將全部材料放入果汁機打勻即可飲用。

● 胡蘿蔔蔬果汁

材料：
胡蘿蔔 1 又 1/2 根、蘋果 150 公克
高麗菜 80 公克、菠菜 30 公克

做法：
胡蘿蔔去皮切成小塊，用榨汁機榨汁；蘋果去皮去籽切成小塊；高麗菜洗淨切成小片，用榨汁機榨汁；將全部材料放果汁機打勻即可飲用。

胡蘿蔔奶昔

材料：
胡蘿蔔 1 根、冰淇淋 3 球
牛奶 150ml

做法：

1. 胡蘿蔔去皮切成小塊，用榨
   汁機榨汁。
2. 將全部材料放果汁機打勻，
   並加入 1 球冰淇淋即可飲用。

Plus

● 胡蘿蔔苜蓿汁

材料：
胡蘿蔔 1/2 根、苜蓿 50 克
蘋果 1/2 顆、冰糖適量

做法：
胡蘿蔔去皮切成小塊，用榨汁機榨汁；
蘋果去皮去籽切成小塊；將全部材料
放入果汁機打勻即可飲用。

● 胡蘿蔔蘋果汁

材料：
胡蘿蔔 1 根、蘋果 1/2 顆
冷開水 200ml、檸檬汁 1/4 顆

做法：
胡蘿蔔去皮切成小塊，用榨汁機榨汁；
蘋果去皮去籽切成小塊；檸檬切開用
壓汁器壓汁；將全部材料放入果汁機
打勻即可飲用。

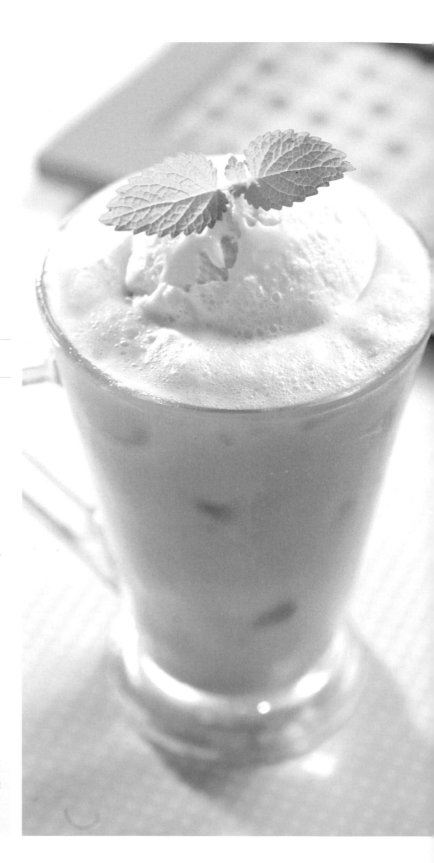

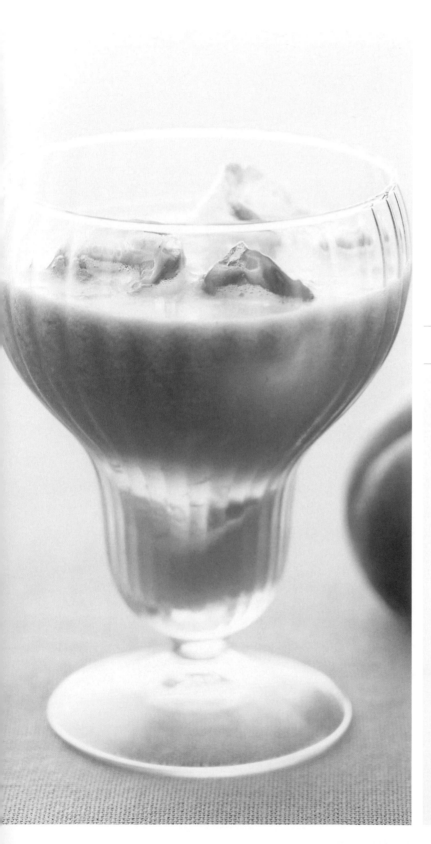

胡蘿蔔堅果汁

材料：

迷你胡蘿蔔 100 克、綜合堅果 100
克、冷開水 250ml、蜂蜜適量

做法：

1. 胡蘿蔔去皮切成小塊，用榨汁
   機榨汁；將全部材料放入果汁
   機打勻即可飲用。

Plus

● 胡蘿蔔可爾必思汁

材料：
胡蘿蔔 1/4 根、可爾必思 60ml
水 120ml

做法：
胡蘿蔔去皮切成小塊，用榨汁機榨
汁；將全部材料放入果汁機打勻即
可飲用。

● 胡蘿蔔芹菜果汁

材料：
胡蘿蔔 1/2 根、蘋果 1 顆
芹菜 50 克、檸檬 1 顆

做法：
胡蘿蔔去皮切成小塊，用榨汁機榨
汁；蘋果去皮去籽切成小塊；芹菜
洗淨切成小段，用榨汁機榨汁；檸
檬切開用壓汁器壓汁；將全部材料
放入果汁機打勻即可飲用。

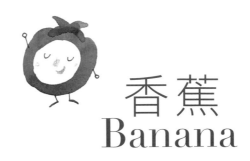

香蕉
Banana

1 營養 In
含維他命 A、B、C、E、胡蘿蔔素、果糖、葡萄糖、纖維質、礦物質（鉀、鎂、鈉、磷、鈣、鋅）等營養素。

2 健康 UP
香蕉含鉀量高，可幫助抑制血壓上升，防止肌肉痙攣，適合高血壓、心臟病患，還有助於提高免疫力、增強肝功能、預防癌症效果，亦可幫助消除疲勞。

3 產期
主要生產期為 4 ～ 10 月。

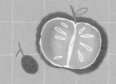

Tips

肺弱痰多、支氣管炎、脾胃虛寒不宜吃。腎功能代謝不良者，得遵醫囑食用。胃酸過少症者宜少攝食。

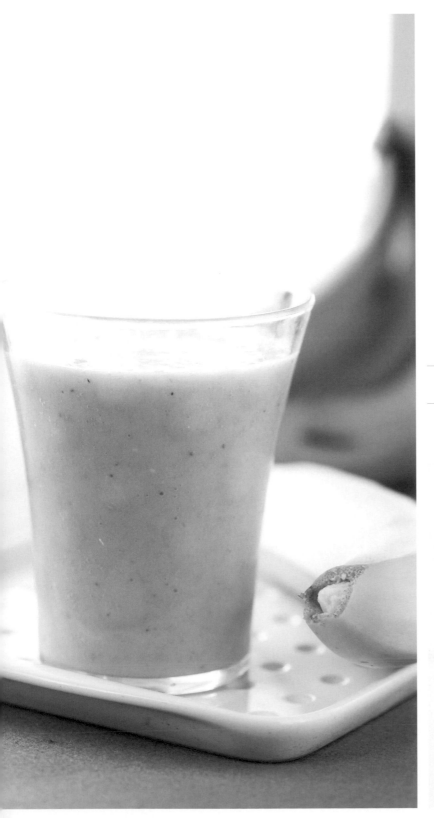

香蕉桃子汁

材料：
香蕉 1 根、甜桃 1 顆
檸檬 1/4 顆、蜂蜜適量

做法：
1. 香蕉去皮切成小塊。
2. 甜桃切半取去核。
3. 檸檬切開用壓汁器壓汁。
4. 將全部材料放入果汁機打勻
   即可飲用。

Plus

●香蕉杏仁汁

材料：
香蕉 1/2 根、杏仁粉 1 大匙
玉米粒 50 克、冷開水 100ml

做法：
香蕉去皮切成小塊；將全部材料放
入果汁機打勻即可飲用。

●香蕉巧克力汁

材料：
香蕉 1/2 根、牛奶 250ml
巧克力醬 1 大匙、冰塊 3 塊

做法：
香蕉去皮切成小塊；將全部材料放
入果汁機打勻即可飲用。

香蕉蛋蜜汁

材料：
香蕉 1 根、蛋黃 1 粒
鮮奶 100ml、檸檬 1/2 顆

做法：
1. 香蕉去皮切成小塊。
2. 檸檬切開用壓汁器壓汁。
3. 將全部材料放入果汁機打勻
   即可飲用。

Plus

●香蕉豆腐汁

材料：
香蕉 1 根、嫩豆腐 100 克
冷開水 100ml、蜂蜜適量

做法：
香蕉去皮切成小塊；將全部材料放入
果汁機打勻即可飲用。

●香蕉芝麻豆漿

材料：
香蕉 1 根、黑芝麻粉 1 大匙
無糖豆漿 180ml、蜂蜜適量

做法：
香蕉去皮切成小塊；將全部材料放入
果汁機打勻即可飲用。

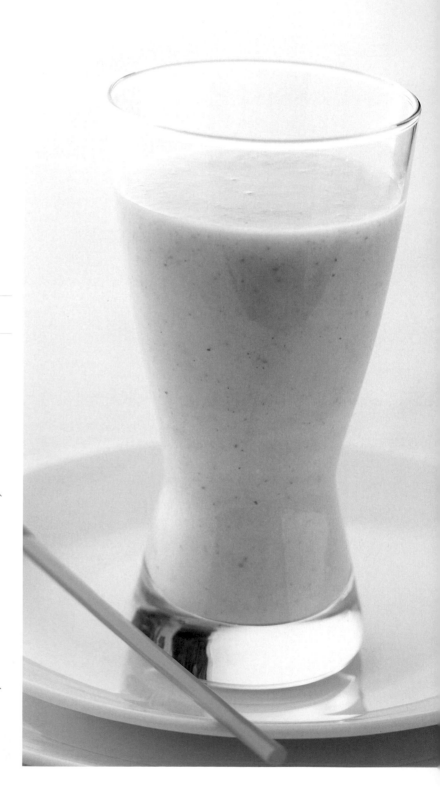

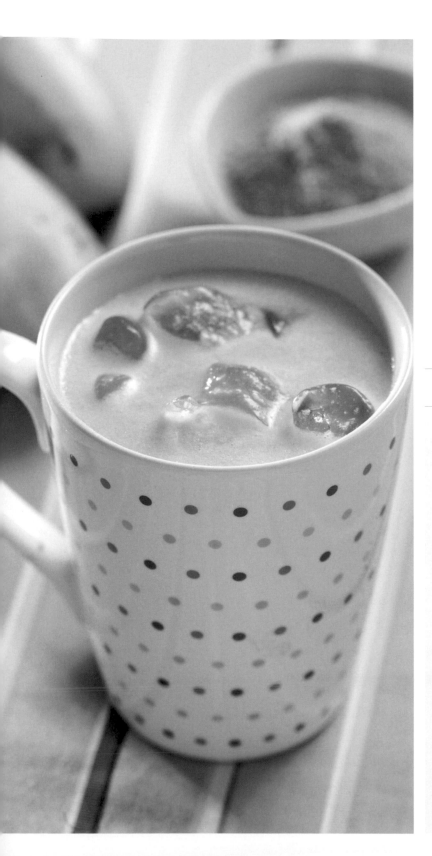

香蕉哈密瓜奶

材料：

香蕉 2 根、哈密瓜 150 克

脫脂鮮奶 200ml

做法：

1. 香蕉去皮切成小塊。
2. 哈密瓜去皮去籽切成小塊。
3. 將全部材料放入果汁機打勻即可飲用。

Plus

●香蕉黑棗乾牛奶

材料：

香蕉 1 根、黑棗乾 3 粒

鮮奶 100ml、檸檬 1/4 顆

做法：

香蕉去皮切成小塊；檸檬切開用壓汁器壓汁；將全部材料放入果汁機打勻即可飲用。

●香蕉綠花椰菜牛奶

材料：

香蕉 1 根、綠花椰菜 100 克

低脂鮮奶 100ml

做法：

綠花椰菜洗淨切成小片，用榨汁機榨汁；香蕉去皮切成小塊；將全部材料放入果汁機打勻即可飲用。

楊桃
Starfruit

1 營養 In
含維生素 A、B、C、檸檬酸、草酸、礦物質（鈣、鉀、鎂、磷）等營養素。

2 健康 UP
有助生津止渴、順氣潤肺、祛風熱，也有助消化、滋養保健。對降血壓、驅暑降火有明顯作用；亦有助於止咳化痰、順氣潤肺、保護氣管。榨汁喝則有助改善咽喉疼痛、口腔潰瘍、口角炎，還可利尿、止血。

3 產期
每年 6 ～ 12 月。

Tips

不可飲用大量楊桃汁，以免無法正常代謝血液中高量鉀，引發急性腎衰竭。
楊桃裡頭含有神經毒素，腎臟不好的人，忌吃楊桃。

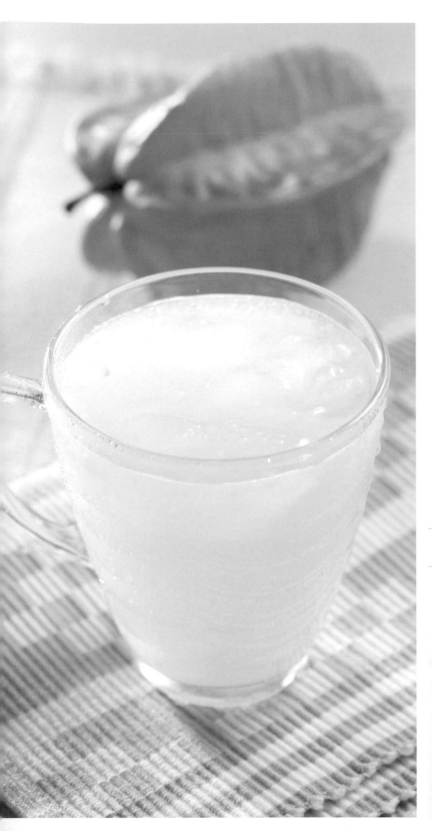

楊桃玉米鬚汁

材料：
楊桃 1 顆、玉米鬚 15 克
冰糖適量、水 50ml

做法：
1. 楊桃去邊洗淨切成小塊，用榨汁機榨汁。
2. 將全部材料放入果汁機打勻即可飲用。

Plus

● 楊桃香蕉牛奶

材料：
楊桃 1 顆、牛奶 180ml、香蕉 1 根
檸檬 1/2 顆

做法：
楊桃去邊洗淨切成小塊，用榨汁機榨汁；香蕉去皮切成小塊；檸檬切開用壓汁器壓汁；將全部材料放入果汁機打勻即可飲用。

楊桃柳橙汁

材料：
楊桃 2 顆、柳橙 1 顆
檸檬 1/4 顆、蜂蜜適量

做法：
1. 楊桃去邊洗淨切成小塊，用榨汁機榨汁。
2. 柳橙、檸檬切開用壓汁器壓汁。
3. 將全部材料放果汁機打勻即可飲。

Plus

● 楊桃酸梅汁

材料：
楊桃 1 顆、酸梅 3 顆（無籽）
熱開水 150ml

做法：
楊桃去邊洗淨切成小塊。用榨汁機榨汁；將全部材料放入果汁機打勻即可飲用。

● 楊桃鳳梨汁

材料：
楊桃 2 顆、鳳梨 100 克

做法：
楊桃去邊洗淨切成小塊，用榨汁機榨汁；鳳梨去皮切成小塊；將全部材料放入果汁機打勻即可飲用。

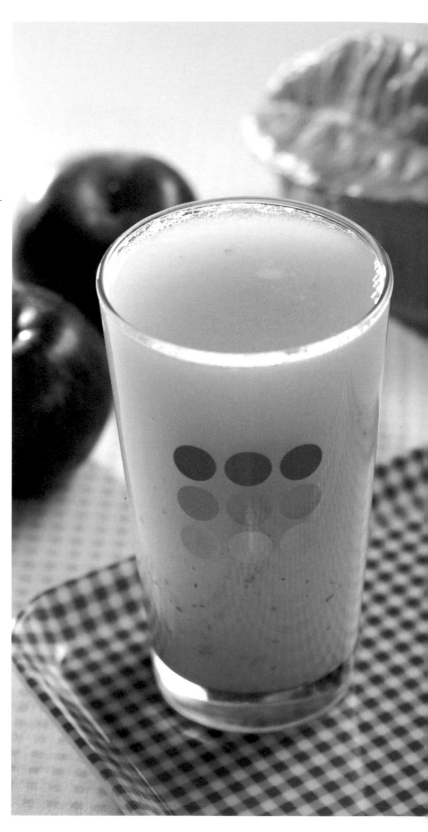

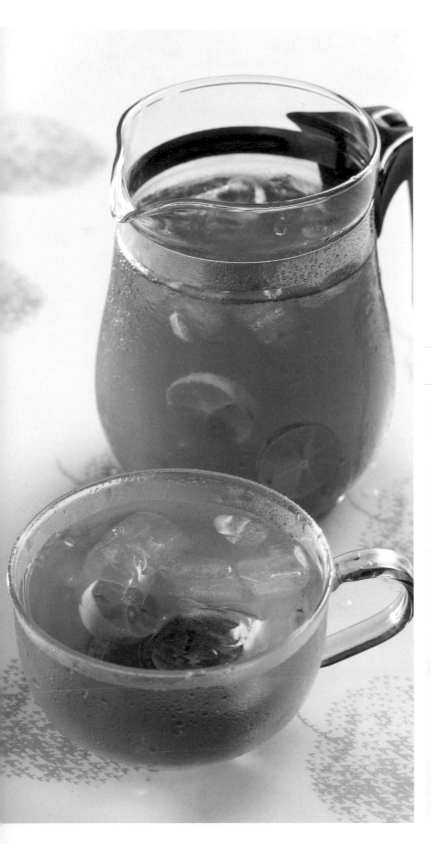

楊桃潤嗓汁

材料：

楊桃 1/2 顆、金桔 5 粒
柳橙 1/2 顆、蘋果 1/2 顆

做法：

1. 楊桃去邊洗淨切成小塊，用榨汁機榨汁。
2. 金桔、柳橙切開用壓汁器壓汁。
3. 蘋果去皮去籽切成小塊。
4. 將全部材料放果汁機打勻即可。

Plus

●楊桃奇異果減脂汁

材料：
楊桃 1 顆、檸檬 1 顆、奇異果 1 顆
蘋果 1 顆

做法：
楊桃去邊洗淨切成小塊，用榨汁機榨汁；檸檬切開用壓汁器壓汁；蘋果去皮去籽切成小塊；奇異果切半挖出果肉；將全部材料放果汁機打勻即可。

●楊桃蔓越莓果汁

材料：
楊桃 1 顆、蔓越莓蜜桃汁 80ml
蔓越莓果乾、莓藍莓果乾各 1 茶匙
冷開水 100ml。

做法：
楊桃去邊洗淨切成小塊，用榨汁機榨汁；將全部材料放果汁機打勻即可。

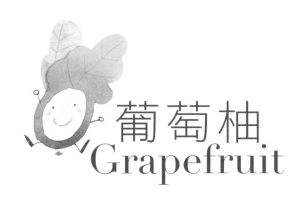

葡萄柚
Grapefruit

1 營養 In
含維生素 B、C、P、膳食纖維、檸檬酸、葉酸、肌醇、胡蘿蔔素、礦物質等營養素。

2 健康 UP
可助抗菌、抗壓,有助美肌效果之外,也有助振奮精神,舒緩壓力、消除疲勞、抗癌、預防感冒等。此外,豐富的檸檬酸,能幫助提高維生素 C 的吸收,助消化、調整腸胃功能,增進食慾。

3 產期
每年 10 ~ 12 月。

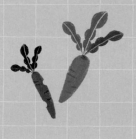

Tips

吃藥物時,應該避免喝葡萄柚汁,因為有些藥品會和葡萄柚產生交互作用,使藥停留在血中的時間過長,會使藥品血中濃度過高,造成不良反應。

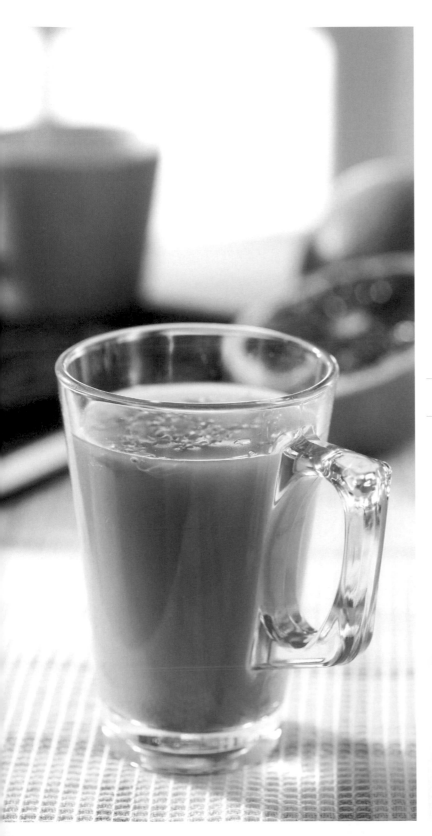

葡萄柚鳳梨汁

材料：

葡萄柚 2 顆、鳳梨 80 公克
碎冰 50ml、蜂蜜適量

做法：

1. 葡萄柚切開，用壓汁器壓汁。
2. 鳳梨去皮切成小塊。
3. 將全部材料放入果汁機打勻即可飲用。

Plus

● 葡萄柚木瓜牛奶

材料：
葡萄柚 1/2 顆、木瓜 1/4 顆
牛奶 150ml、蜂蜜適量

做法：
葡萄柚切開，用壓汁器壓汁；木瓜去皮去籽切成小塊；將全部材料放入果汁機打勻即可飲用。

● 葡萄柚醋汁

材料：
葡萄柚 1 顆、白醋 1 茶匙
蜂蜜適量

做法：
葡萄柚切開，用壓汁器壓汁；將全部材料放入果汁機打勻即可飲用。

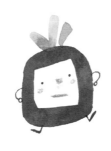

酪梨
Pear

1 營養 In
含維生素 A、C、E、B6、胡蘿蔔素、α-胡蘿蔔素、菸鹼酸、葉酸、礦物質（鎂）等營養素。

2 健康 UP
酪梨是單元不飽和脂肪最好的天然食物來源，是理想且有益心臟的營養食物；α-胡蘿蔔素的抗氧化能力可以幫助減少罹患動脈粥狀硬化的危險性，有益心臟健康。對糖尿病、貧血者也有助，可助改善十二指腸潰瘍。

3 產期
每年 6～9 月，但會因品種及種植地區而異。

酪梨最好要變軟才能食用。

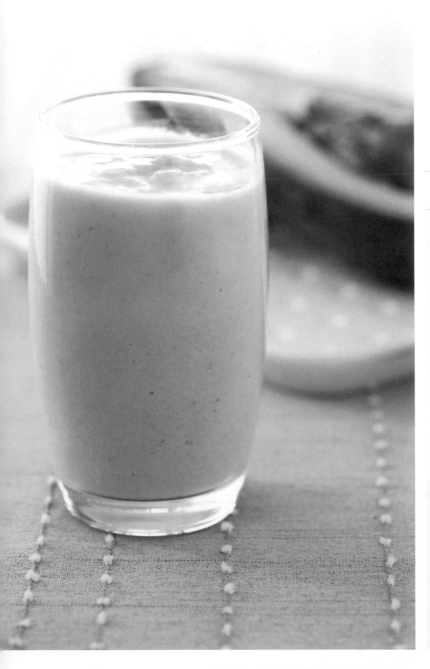

酪梨牛奶

材料：
酪梨 1/2 顆、牛奶 150ml
蜂蜜適量

做法：

1. 酪梨洗淨去皮，切開去核切成小塊。
2. 將全部材料放入果汁機打勻即可飲用。

Plus

●酪梨桃子牛奶

材料：
酪梨 1/4 顆、黃桃（罐頭）1 片
檸檬 1/4 顆、牛奶 180ml

做法：
酪梨洗淨去皮，切開去核切小塊；檸檬切開用壓汁器壓汁；黃桃切小塊；將全部材料放果汁機打勻即可。

●酪梨水蜜桃汁

材料：
酪梨 1 顆、水蜜桃 1 顆、檸檬 1/2 顆
牛奶 150ml

做法：
酪梨洗淨去皮，切開去核切成小塊；水蜜桃洗淨去皮去核切成小塊；檸檬切開用壓汁器壓汁；將全部材料放入果汁機打勻即可飲用。

酪梨芒果汁

材料：

酪梨 1/2 顆、芒果 1/2 顆
香蕉 1/2 根、鳳梨 80 克

做法：

1. 酪梨洗淨去皮，切開去核切小塊。
2. 芒果去皮挖出果肉切小塊。
3. 香蕉、鳳梨去皮切成小塊。
4. 將全部材料放果汁機打勻即可。

Plus

● 酪梨蘋果汁

材料：
酪梨 1 顆、蘋果 1 顆、芒果 1/2 顆
開水 100ml

做法：
酪梨洗淨去皮，切開去核切成小塊；
蘋果去皮去籽切成小塊；芒果去皮挖
出果肉切成小塊；將全部材料放入果
汁機打勻即可飲用。

● 酪梨健康汁

材料：
酪梨 1/2 顆、蘋果 1/2 顆、檸檬 1/4 顆
蜂蜜適量

做法：
酪梨洗淨去皮，切開去核切成小塊；
蘋果去皮去籽切成小塊；檸檬切開用
壓汁器壓汁；將全部材料放入果汁機
打勻即可飲用。

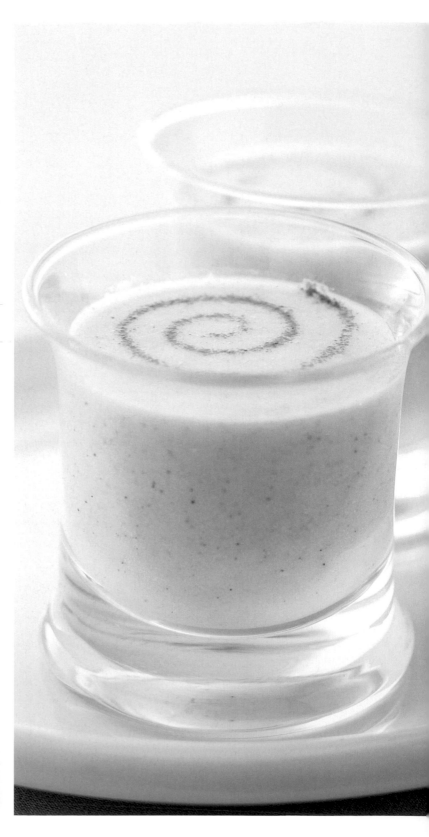

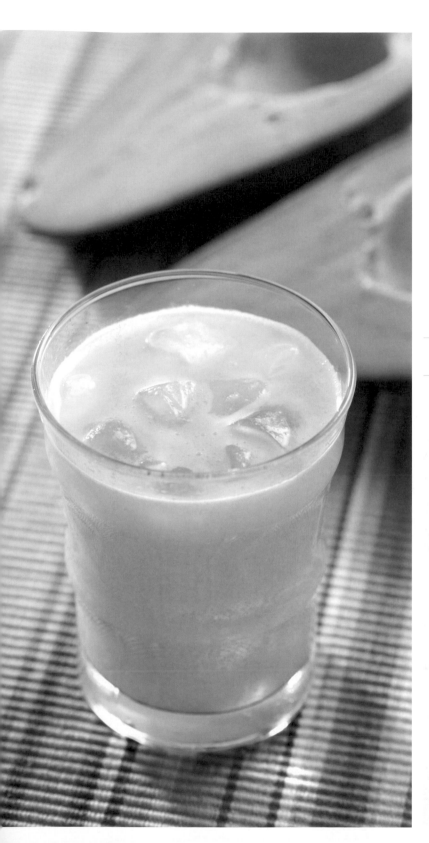

酪梨優酪

材料：

酪梨 1/4 顆、牛奶 100ml
原味優酪乳 100ml、蜂蜜適量

做法：

1. 酪梨洗淨去皮，切開去核切成小塊。
2. 將全部材料放入果汁機打勻即可飲用。

Plus

● 酪梨檸檬橙汁

材料：
酪梨 1/2 顆、柳橙 1 顆、檸檬 1 顆
冷開水 100ml

做法：
酪梨洗淨去皮，切開去核切成小塊；柳橙、檸檬切開用壓汁器壓汁；將全部材料放入果汁機打勻即可飲用。

● 酪梨甜椒蔬果汁

材料：
酪梨 1/4 顆、甜椒（黃）1/6 顆
香蕉 1/2 根、水 200ml、蜂蜜適量

做法：
酪梨洗淨去皮，切開去核切成小塊；甜椒去籽洗淨切小塊；香蕉去皮切成小塊；將全部材料放入果汁機打勻即可飲用。

鳳梨
Pineapple

1 營養 In　含維生素Ａ、Ｂ、Ｃ、Ｇ、核黃素、胡蘿蔔素、硫胺素、膳食纖維、礦物質（鐵、鎂、鉀、鈉、鈣、磷）等營養素。

2 健康 UP　鳳梨能幫助人體對蛋白質的吸收和消化。有助利尿，還助消化、抗血栓、消除疲勞、預防老化與骨質疏鬆；也可助改善腹瀉、消化不良，也有助於解決夏暑食慾不振的困擾。

3 產期　各品種的產期不同，從 4 ～ 11 月都有。

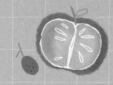

Tips

皮膚濕疹、瘡癤者、血液凝固力不佳者忌食。
過敏體質的人和胃、十二指腸潰瘍、胃出血、或胃酸多的人不宜多食。
食用鳳梨會出現皮膚發癢等症狀，若食用後出現過敏症狀如頭暈、嘔吐、腹瀉、全身發癢等現象，應盡速就醫。

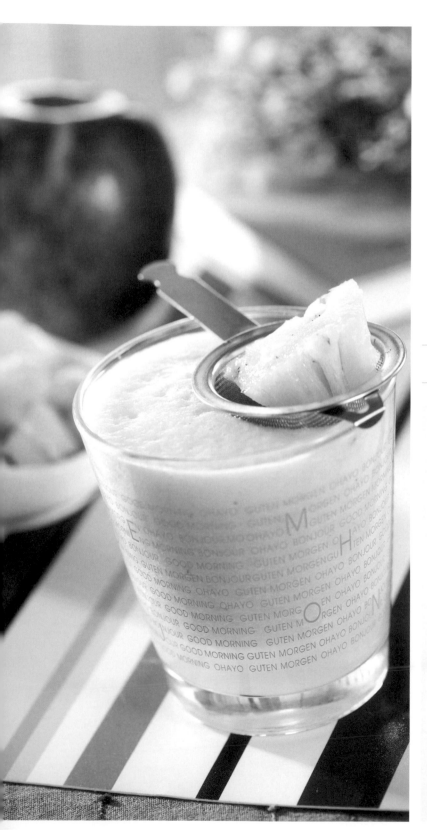

鳳梨蘋果汁

材料：

鳳梨 50 克、蘋果 1/4 顆
水 300ml

做法：

1. 鳳梨去皮切成小塊。
2. 蘋果去皮去籽切成小塊。
3. 將全部材料放入果汁機打勻
   即可飲用。

Plus

●鳳柳蛋黃蜜汁

材料：

鳳梨 100 克、柳橙 1/2 顆、蛋黃 1 粒
蜂蜜適量

做法：

鳳梨去皮切成小塊；柳橙切開用壓
汁器壓汁；將全部材料放入果汁機
打勻即可飲用。

●鳳梨木瓜橙汁

材料：

鳳梨 45 克、木瓜 1/2、蘋果 1 顆
柳橙 1 顆

做法：

鳳梨去皮切成小塊；木瓜去皮去籽
切成小塊；蘋果去皮去籽切成小塊；
柳橙切開用壓汁器壓汁；將全部材
料放入果汁機打勻即可飲用。

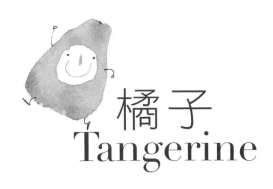

橘子
Tangerine

1 營養 In
含維生素 A、B、C、D、E、P、醣類、類胡蘿蔔素、礦物質（鈣、磷、鈉、鉀、鎂、鋅）等營養素。

2 健康 UP
橘子可幫助理氣開胃、生津解熱、防便祕，促進新陳代謝、對老年人心肺功能有助益；可以幫助抗老防癌；也能幫助預防血管破裂與血管硬化，調節血壓。

3 產期
每年 10 月～翌年 3 月。

Tips

應避免短時間內過量食用，尤其糖尿病患者。風寒咳嗽、胃痛、痰飲咳嗽者不宜食用。

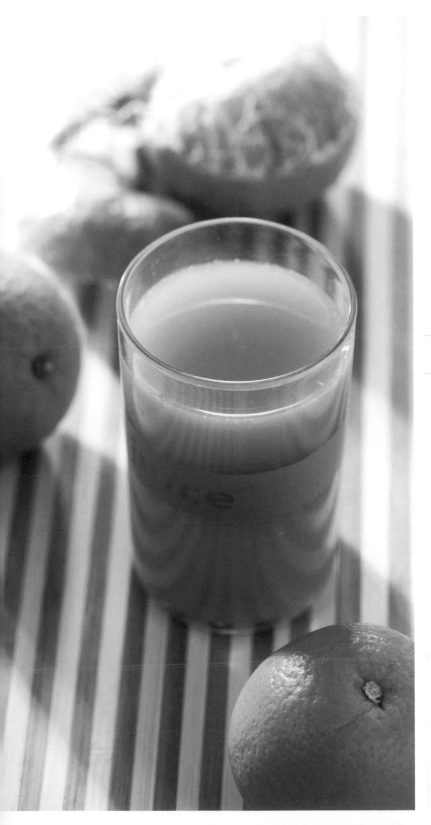

橘子柳橙汁

材料：
橘子 2 顆、柳橙 2 顆、蜂蜜適量

做法：
1. 橘子去皮去籽剝成小瓣。
2. 柳橙切開用壓汁器壓汁。
3. 將全部材料放入果汁機打勻即可飲用。

Plus

●橘子芒果汁

材料：
橘子 1 顆、芒果 1 顆、碎冰 50ml
蜂蜜適量

做法：
橘子去皮去籽剝成小瓣；芒果去皮挖出果肉切成小塊；將全部材料放入果汁機打勻即可飲用。

●橘子檸檬汁

材料：
橘子 2 顆、碎冰 50ml、檸檬 1/4 顆
蜂蜜適量

做法：
橘子去皮去籽剝成小瓣；檸檬切開用壓汁器壓汁；將全部材料放入果汁機打勻即可飲用。

橘子蛋蜜汁

材料：
橘子 1 顆、牛奶 150ml
蛋黃 1 粒、蜂蜜適量

做法：
1. 橘子去皮去籽剝成小瓣。
2. 將全部材料放入果汁機打勻
   即可飲用。

Plus

●橘子胡蘿蔔汁

材料：
橘子 1 顆、胡蘿蔔 1 根
蜂蜜適量、開水 150ml

做法：
橘子去皮去籽剝成小瓣；胡蘿蔔去皮
切成小段，用榨汁機榨汁；將全部材
料放入果汁機打勻即可飲用。

●橘子芒果優酪乳

材料：
橘子 1 顆、芒果 1/2 顆
優酪乳 180ml、檸檬 1/4 顆

做法：
橘子去皮去籽剝成小瓣；芒果去皮挖
出果肉切成小塊；檸檬切開用壓汁器
壓汁；將全部材料放入果汁機打勻即
可飲用。

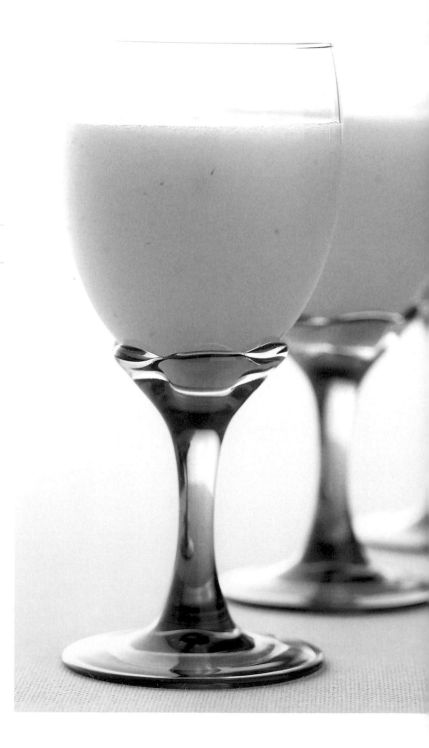

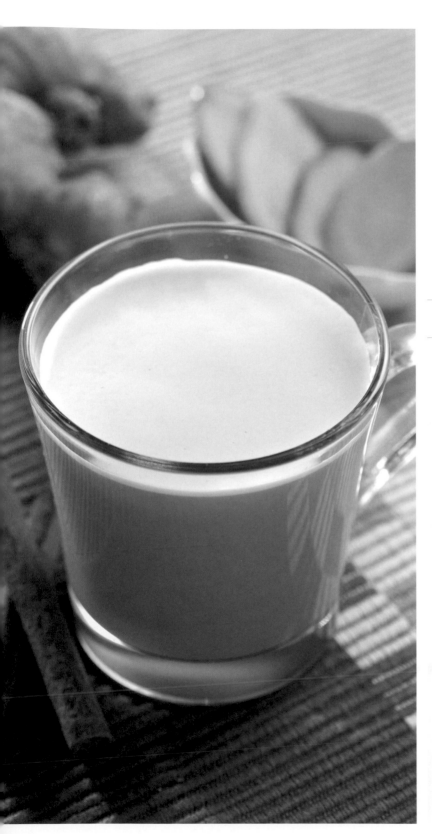

橘子薑蜜汁

材料：

橘子 2 顆、薑片 10 克、蜂蜜適量
開水 180ml

做法：

1. 橘子去皮去籽剝成小瓣。
2. 薑洗淨去皮，用榨汁機榨汁。
3. 將全部材料放果汁機打勻即可。

Plus

●橘子蘋果汁

材料：
橘子 1 顆、蘋果 1 顆、胡蘿蔔 1/2 根
冷開水 50ml

做法：
橘子去皮去籽剝成小瓣；蘋果去皮去
籽切成小塊；胡蘿蔔去皮切成小段，
用榨汁機榨汁；將全部材料放入果汁
機打勻即可飲用。

●橘芹花椰汁

材料：
橘子 1 顆、蘋果 100 克
綠花椰菜 100 克、芹菜 80 克

做法：
橘子去皮去籽剝成小瓣；蘋果去皮去
籽切成小塊；花椰菜洗淨切成小片，
用榨汁機榨汁；芹菜洗淨切成小段，
用榨汁機榨汁；將全部材料放入果汁
機打勻即可飲用。

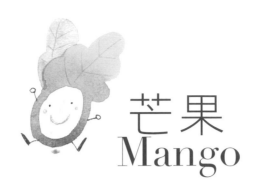

芒果
Mango

1 營養 In
含有蛋白質、粗纖維、維生素 A、C、D、葉酸、胡蘿蔔素、礦物質（鈣、磷、鐵、鉀、鎂）等營養素。

2 健康 UP
有益胃生津、止咳、止嘔及利尿之幫助，適用於口渴舌燥、胃氣虛弱、暈眩。也有助延緩細胞衰老、提高腦功能，還助於視力、潤澤皮膚、降低膽固醇、高血壓。此外，具有很好的清血和退燒的幫助效果，有助防治結腸癌。

3 產期
每年 6 ～ 7 月

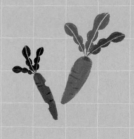

Tips

芒果不宜多吃，否則會對腎臟造成損害。食用芒果時，應避免同時食用大蒜等辛辣食物。另外芒果含糖量比較高，糖尿病患者不宜食用。平時有風濕病或內臟潰瘍、發炎的人亦不宜多吃芒果。

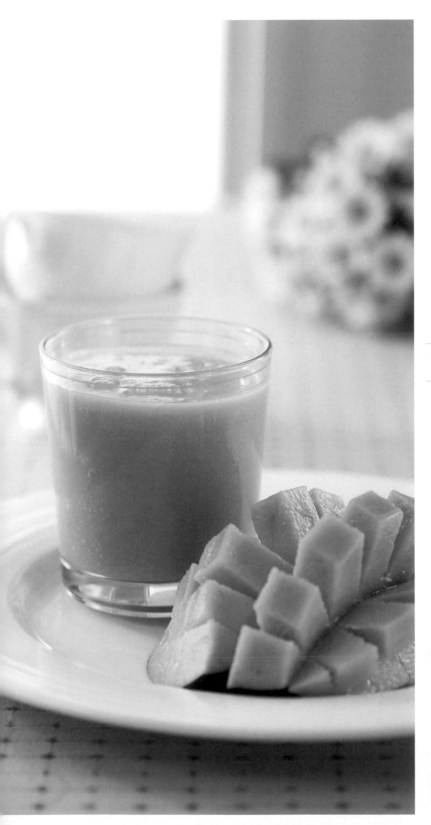

芒果柳橙汁

材料：

芒果 1 顆、柳橙 1 顆

做法：

1. 芒果去皮挖出果肉切成小塊。
2. 柳橙切開用壓汁器壓汁。
3. 將全部材料放入果汁機打勻即可飲用。

Plus

● 芒果胡蘿蔔柳橙汁

材料：
芒果 1/2 顆、胡蘿蔔 1/2 根
柳橙 1/2 顆、冷開水 160ml

做法：
芒果去皮挖出果肉切成小塊；胡蘿蔔去皮切成小段，用榨汁機榨汁；柳橙切開用壓汁器壓汁；將全部材料放入果汁機打勻即可飲用。

● 芒果蔓越莓汁

材料：
芒果 1/2 顆、蔓越莓 6 粒（新鮮或冷凍皆可）、冰塊 3 塊、水 200ml

做法：
芒果去皮挖出果肉切成小塊；將全部材料放入果汁機打勻即可飲用。

芒果香蕉椰奶汁

材料：

芒果 1 顆、香蕉 1 根

椰子水 180ml、可可仁 1 茶匙

做法：

1. 芒果去皮挖出果肉切成小塊。

2. 香蕉去皮切成小塊。

3. 將全部材料放入果汁機打勻即
   可飲用。

Plus

●芒果香蕉牛奶

材料：

芒果 1 顆、香蕉 1/2 根
牛奶 150ml、果糖適量

做法：

芒果去皮挖出果肉切成小塊；香蕉去
皮切成小塊；將全部材料放入果汁機
打勻即可飲用。

●芒果哈密牛奶

材料：

芒果 1/2 顆、哈密瓜 1/4 顆
牛奶 200ml

做法：

芒果去皮挖出果肉切成小塊；哈密瓜
切開去皮去籽切成小塊；將全部材料
放入果汁機打勻即可飲用。

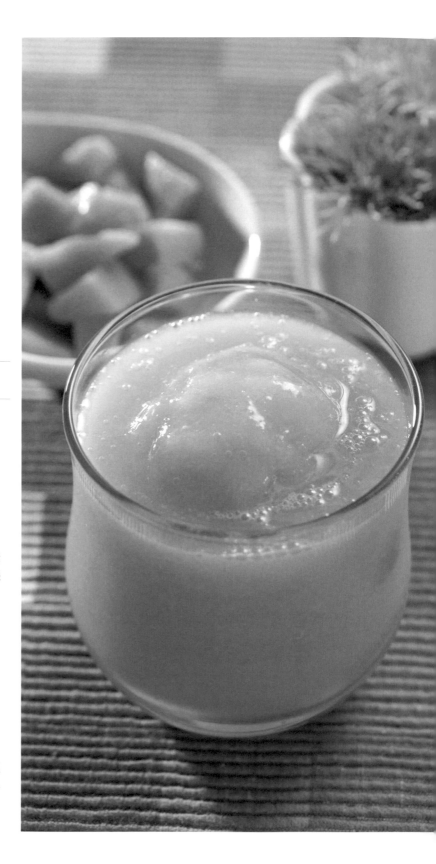

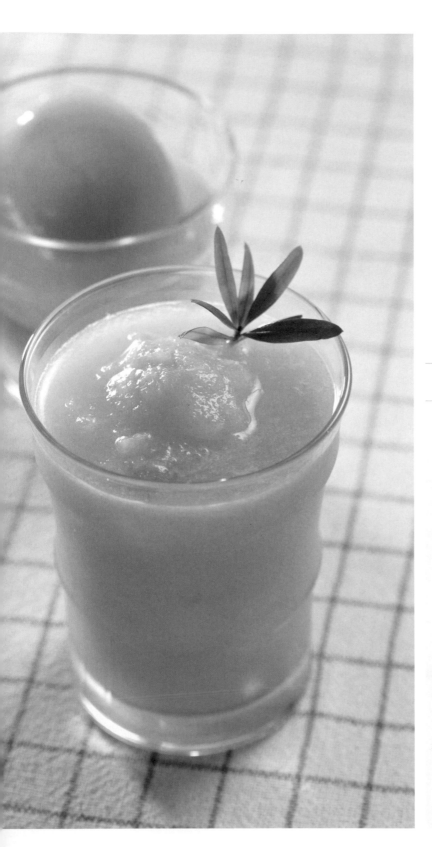

芒果椰奶汁

材料：
芒果 1.5 顆、椰汁 180ml
冷開水 30ml

做法：
1. 芒果去皮挖出果肉切成小塊。
2. 將全部材料放入果汁機打勻即可飲用。

Plus

● 芒果蜂蜜牛奶

材料：
芒果 1/2 顆、低脂牛奶 180ml
蜂蜜適量

做法：
芒果去皮挖出果肉切成小塊；將全部材料放入果汁機打勻即可飲用。

● 芒果優格

材料：
芒果 1 顆、優格 150ml、蜂蜜適量、開水 80ml

做法：
芒果去皮挖出果肉切成小塊；將全部材料放入果汁機打勻即可飲用。

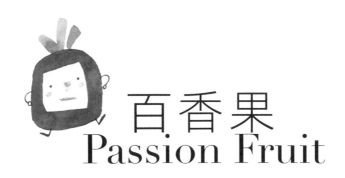

百香果
Passion Fruit

1 營養 In
含維生素 A、C、蛋白質、粗纖維、礦物質（鎂、磷、鐵、鋅）等營養素。

2 健康 UP
可幫助生津潤燥、清腸開胃、治便祕、消除油膩、幫助消化、強健肌膚、促進代謝、解酒，也可幫助利尿，對預防高血壓也很有助益。

3 產期
每年 6 ～ 12 月。

Tips

胃酸過多，胃及十二指腸潰瘍者，不宜空腹食用。因百香果具有通便作用，腹瀉及腹痛者不宜食用。

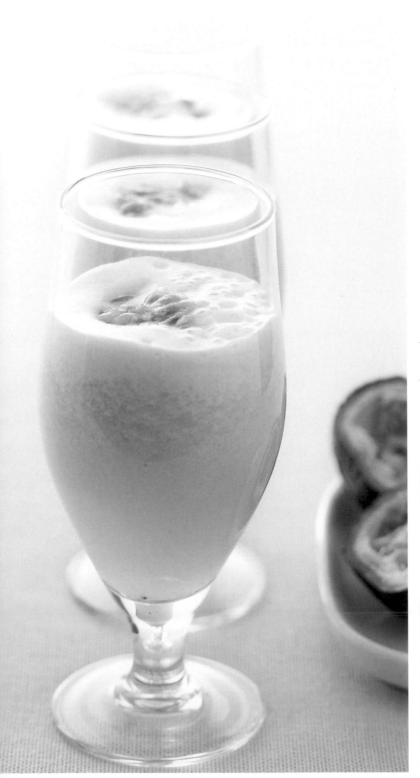

百香果芒果鳳梨汁

材料：

百香果 2 顆、芒果 1 顆
鳳梨 120 克、開水 180ml

做法：

1. 百香果切半挖出果肉，芒果去皮挖出果肉，切成小塊；鳳梨去皮切成小塊。

2. 將全部材料放入果汁機打勻即可飲用。

Plus

●百香果紅蘿蔔蔬果汁

材料：

百香果 1/2 顆、紅蘿蔔 30 克
鳳梨 80 克、水 120ml

做法：

百香果洗淨切半挖出果肉；胡蘿蔔去皮切成小段，用榨汁機榨汁；鳳梨去皮切成小塊；將全部材料放入果汁機打勻即可飲用。

●百香果多多汁

材料：

百香果 3 顆、鳳梨 50 克、養樂多 1 瓶
檸檬 1/2 顆、蜂蜜適量

做法：

百香果洗淨切半挖出果肉；鳳梨去皮切成小塊；檸檬切開用壓汁器壓汁；將全部材料放入果汁機打勻即可飲用。

紅色

38 道 愛美族抗老養顏滋補飲

紅色食物可說是女性補血的良藥，

除了富含蛋白質與優質維生素、礦物質等，

能提高身體免疫力外，

更具茄紅素、多酚類色素、花青素等營養成分，

有抗氧化、抗微生物的特殊功效。

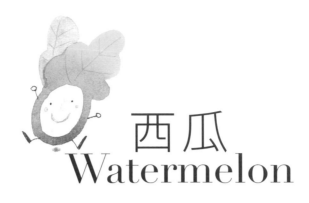

西瓜
Watermelon

1
營養
In

含有維生素 A、B、C、大量水分、礦物質（鈣、磷、鐵、鉀、鈉、鎂、鋅）等營養素。

2
健康
UP

有助清熱生津、解渴除煩、利尿。對酒醉後頭暈，有助排出肝臟的酒精成分。西瓜中所含的醣、蛋白質和微量的鹽，能幫助降低血脂，軟化血管，對心血管疾病，如高血壓等亦有輔助功效。

3
產期

依各產地、品種不同，產期也不同，市面上 5 ～ 11 月皆有。

Tips

有慢性腸炎、胃炎及十二指腸潰瘍的人均不宜多吃。健康的人也不可一次吃太多或長期大量吃，容易引起消化不良或腹瀉、腹痛等腸胃問題。
糖尿病及感冒患者也不宜吃西瓜。所含的糖分及其利尿作用，會增加糖尿病患者的腎臟的負擔，提升血糖指數。

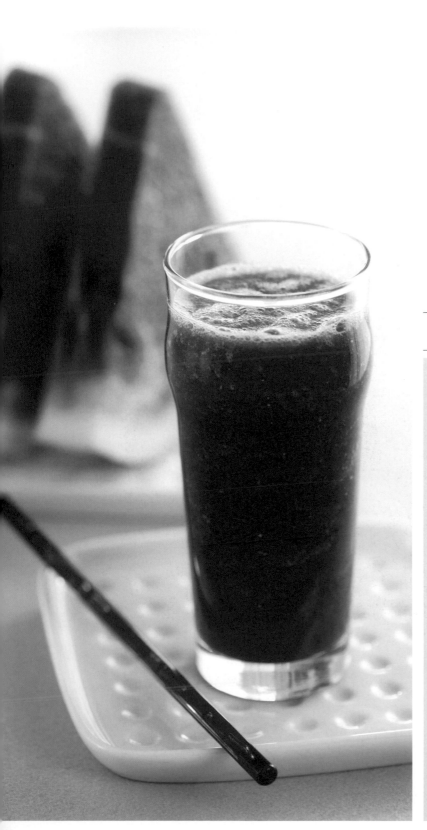

西瓜葡萄汁

材料：

西瓜 200 克、紅葡萄 8 粒
檸檬 1/2 顆

做法：

1. 西瓜去皮去籽切小塊；檸檬切開
   用壓汁器壓汁；葡萄洗淨去籽。
2. 將全部材料放果汁機打勻即可。

Plus

●西瓜果菜汁

材料：
西瓜 180 克、高麗菜 120 克
檸檬 1/4 顆、果糖適量

做法：
西瓜去皮去籽切成小塊；高麗菜洗淨
切成小段，用榨汁機榨汁；檸檬切開
用壓汁器壓汁；將全部材料放入果汁
機打勻即可飲用。

●西瓜芹菜汁

材料：
西瓜 150 克、芹菜 35 克
胡蘿蔔 1 根、檸檬 1/4 顆

做法：
西瓜去皮去籽切成小塊；高麗菜、芹
菜洗淨切成小段，用榨汁機榨汁；胡
蘿蔔去皮切成小塊，用榨汁機榨汁；
檸檬切開用壓汁器壓汁；將全部材料
放入果汁機打勻即可飲用。

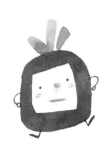

番茄
Tomato

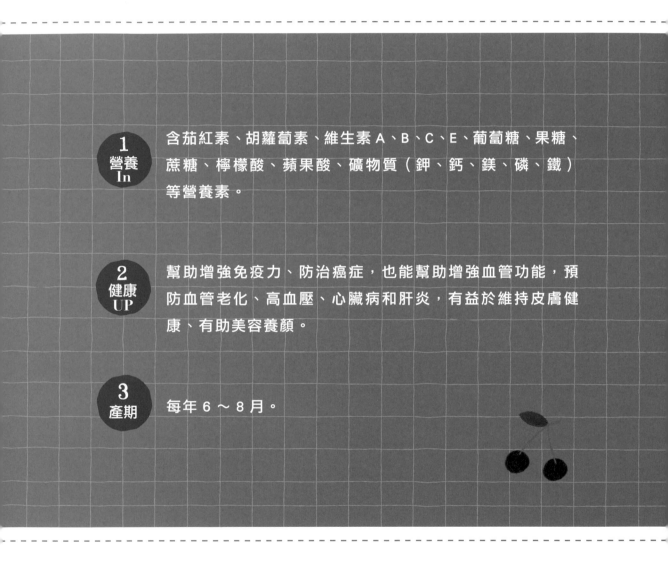

1 營養 In　含茄紅素、胡蘿蔔素、維生素 A、B、C、E、葡萄糖、果糖、蔗糖、檸檬酸、蘋果酸、礦物質（鉀、鈣、鎂、磷、鐵）等營養素。

2 健康 UP　幫助增強免疫力、防治癌症，也能幫助增強血管功能，預防血管老化、高血壓、心臟病和肝炎，有益於維持皮膚健康、有助美容養顏。

3 產期　每年 6～8 月。

Tips

番茄忌與蝦蟹類同食，會生成砒霜，有劇毒。空腹時不宜食用。患有急性胃腸炎、急性細菌性痢疾的病人，不宜食用。

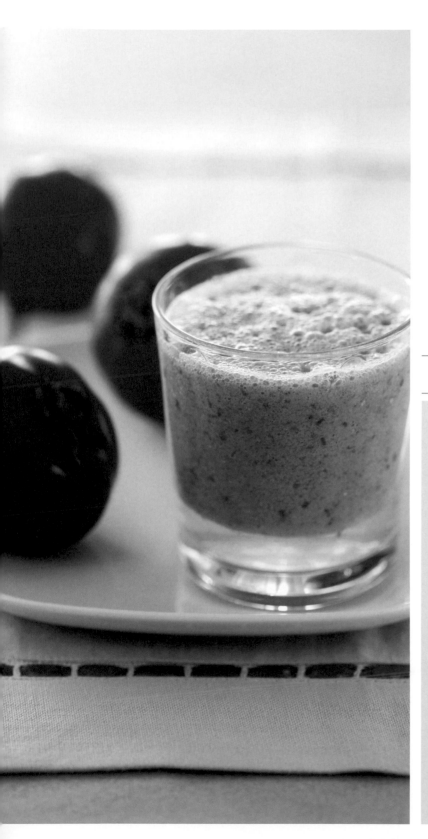

番茄牛奶

材料：
番茄 2 顆、牛奶 120ml
蜂蜜適量、冷開水 80ml

做法：
1. 番茄洗淨去蒂切成小塊。
2. 將全部材料放入果汁機打勻
   即可飲用。

Plus

● 番茄葡萄柚優酪乳

材料：
番茄 1 顆、葡萄柚 1 顆、檸檬 1/2 顆
優酪乳 240ml

做法：
番茄洗淨去蒂切成小塊；葡萄柚、
檸檬切開，用壓汁器壓汁；將全部
材料放入果汁機打勻即可飲用。

● 番茄香蕉優酪乳汁

材料：
番茄 1/2 顆、香蕉 1/2 根
原味優酪乳 180ml

做法：
番茄洗淨去蒂切成小塊；香蕉去皮
切成小塊；將全部材料放入果汁機
打勻即可飲用。

番茄芒果柚汁

材料：
番茄 1 顆、草莓 5 粒
芒果 2 顆、葡萄柚 1/2 顆

做法：
1. 番茄洗淨去蒂切成小塊。
2. 草莓洗淨去蒂切成一半。
3. 芒果去皮挖出果肉切成小塊。
4. 葡萄柚切開用壓汁器壓汁。
5. 將全部材料放入果汁機打勻即可飲用。

Plus

● 番茄芝麻汁

材料：
番茄 1 顆、黑芝麻粉 5 克
冷開水 200ml、蜂蜜適量

做法：
番茄洗淨去蒂切成小塊；將全部材料放入果汁機打勻即可飲用。

● 番茄海帶飲品

材料：
番茄 1.5 顆、海帶（泡軟）50 克
檸檬 1 顆、果糖適量

做法：
番茄洗淨去蒂切成小塊；檸檬切開用壓汁器壓汁；將全部材料放入果汁機打勻即可飲用。

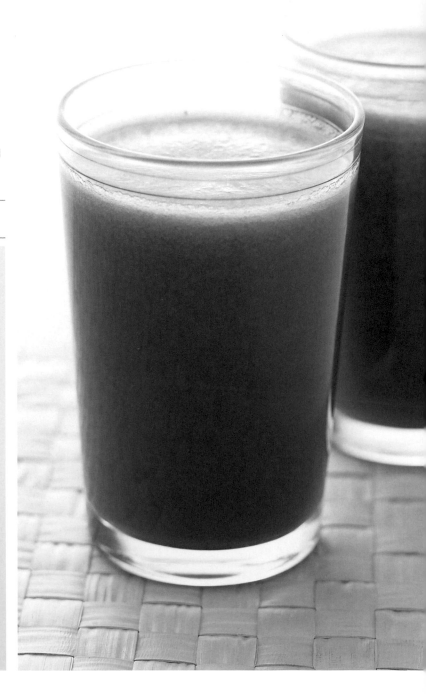

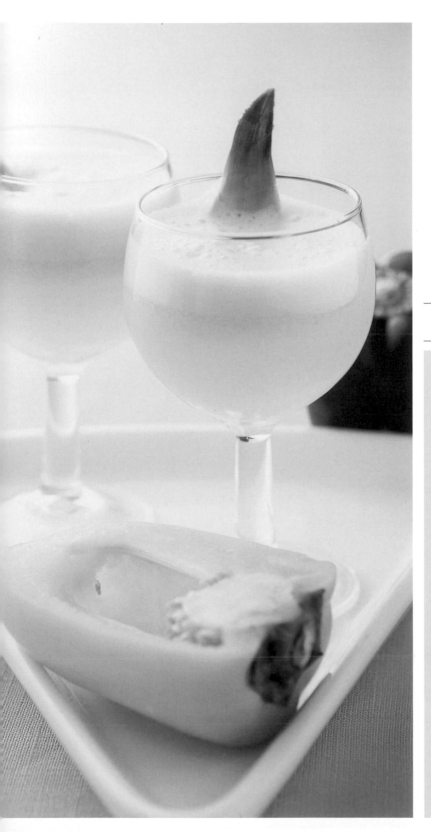

番茄甜椒汁

材料：
番茄 1 顆、紅甜椒 200 克
檸檬 1/4 顆、果糖適量

做法：
1. 番茄洗淨去蒂切成小塊；紅甜椒去籽洗淨切小塊，用榨汁機榨汁；檸檬切開用壓汁器壓汁。
2. 將全部材料放果汁機打勻即可。

Plus

● 番茄高麗菜甘蔗汁

材料：
番茄 2 顆、高麗菜 80 公克
甘蔗汁 180ml、檸檬 1/4 顆

做法：
番茄洗淨去蒂切小塊；高麗菜洗淨切小段，用榨汁機榨汁；檸檬切開用壓汁器壓汁；將全部材料放果汁機打勻即可。

● 番茄鮮蔬果汁

材料：
番茄 1 顆、西芹 2 束、青椒 1 顆
檸檬 1/3 顆

做法：
番茄洗淨去蒂切成小塊；西芹洗淨切成小段，用榨汁機榨汁；青椒洗淨切半去筋去籽，用榨汁機榨汁；檸檬切開用壓汁器壓汁；將全部材料放果汁機打勻即可。

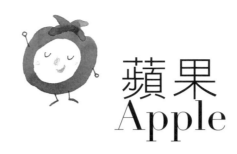

蘋果
Apple

1
營養
In

含維生素 A、B、C、E、胡蘿蔔素、膳食纖維、醣類、檸檬酸、蘋果酸、礦物質（鉀、鈣、磷、鐵、鋅、鎂、硒）等營養素。

2
健康
UP

有幫助保護血液、降膽固醇、降血壓、降低血管疾病的發生的功能，還有助消化、促進腸胃蠕動、減少便秘和大腸癌，防鉛中毒、增強記憶力、防治貧血與高血壓、消除疲勞。

3
產期

每年 7 ～ 10 月。

Tips

脾胃虛寒、胃及十二指腸潰瘍、慢性胃炎、單純甲狀腺腫、腎炎、糖尿病者不宜多食。

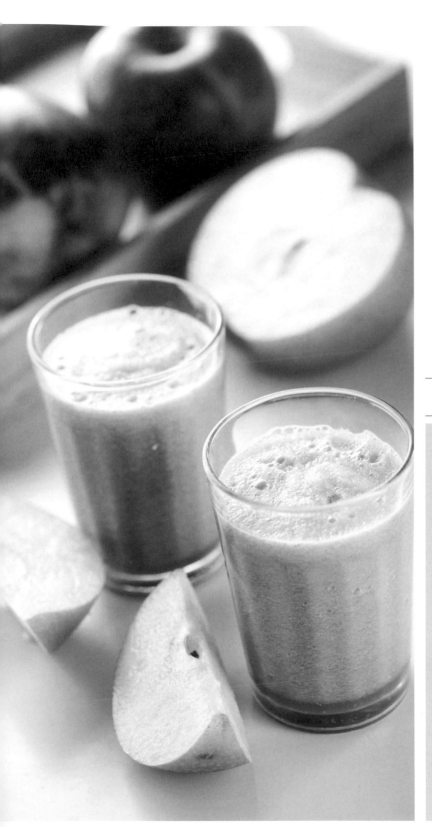

蘋果水梨汁

材料：
蘋果 2 顆、水梨 1 顆

做法：
1. 蘋果去皮去籽切成小塊。
2. 水梨去皮去籽切成小塊。
3. 將全部材料放入果汁機打勻即可飲用。

Plus

● 蘋果奇異果汁

材料：
蘋果 1/2 顆、奇異果 1/2 顆
水 180ml

做法：
蘋果去皮去籽切成小塊；奇異果切半挖出果肉；將全部材料放入果汁機打勻即可飲用。

● 蘋果香牛奶

材料：
蘋果 1 顆、葡萄乾 30 克
鮮奶 180ml

做法：
蘋果去皮去籽切成小塊；將全部材料放入果汁機打勻即可飲用。

蘋果生菜檸檬汁

材料：
蘋果 1/6 顆、生菜 100 克
檸檬 1 顆、冰塊適量

做法：

1. 蘋果去皮去籽切成小塊。
2. 生菜洗淨用榨汁機榨汁。
3. 檸檬切開用壓汁器壓汁。
4. 將全部材料放果汁機打勻即可。

Plus

●蘋果菠菜橘汁

材料：
菠菜 200 克、橘子 1 顆、蘋果 1/2 顆
檸檬 1/2 顆

做法：
菠菜洗淨切成小片，用榨汁機榨汁；
橘子去皮去籽；蘋果去皮去籽切成小
塊；檸檬切開用壓汁器壓汁；將全部
材料放入果汁機打勻即可飲用。

●蘋果青江汁

材料：
蘋果 1 顆、青江菜 100 克、檸檬 1 顆
冰塊適量

做法：
蘋果去皮去籽切小塊；青江菜洗淨切
小段，用榨汁機榨汁；檸檬切開用壓
汁器壓汁；將全部材料放果汁機打勻
即可。

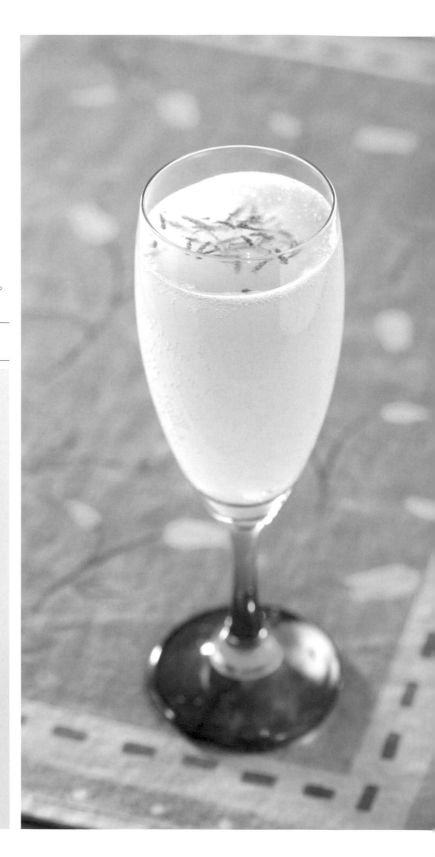

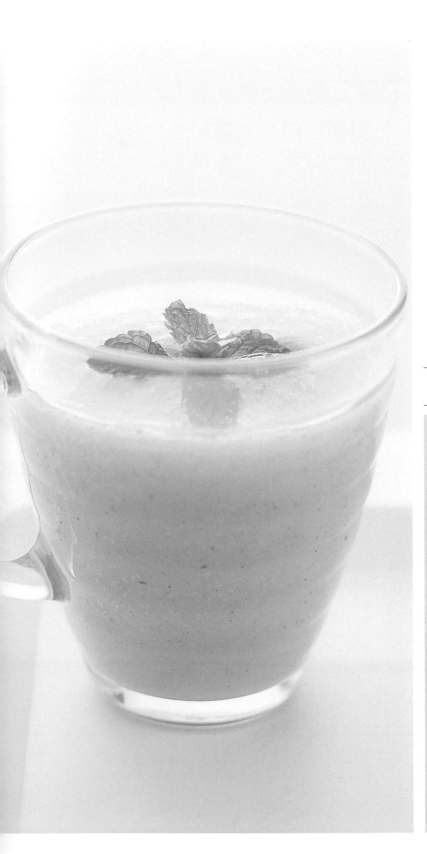

蘋果油菜汁

材料：
蘋果 1/2 顆、油菜 100 克
檸檬 1/4 顆、蜂蜜適量

做法：
1. 蘋果去皮去籽切成小塊。
2. 油菜洗淨用榨汁機榨汁。
3. 檸檬切開用壓汁器壓汁。
4. 將全部材料放入果汁機打勻即可飲用。

Plus

● 蘋果蜜優酪

材料：
蘋果 1 顆、原味優酪乳 60ml
蜂蜜 30 克、涼開水 80ml

做法：
蘋果去皮去籽切成小塊；將全部材料放入果汁機打勻即可飲用。

● 蘋果芹菜汁

材料：
生菜 50 克、芹菜 50 克、番茄 1 顆
蘋果 1 顆

做法：
蘋果去皮去籽切成小塊；芹菜洗淨切成小段，用榨汁機榨汁；番茄洗淨去蒂切成小塊；將全部材料放入果汁機打勻即可飲用。

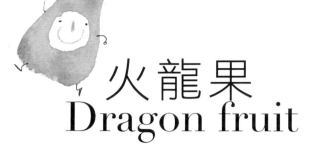

火龍果
Dragon fruit

1 營養 In　含維生素 A、 B、C、植物性蛋白、水溶性纖維、花青素、胡蘿蔔素、礦物質（鈣、磷、鐵）等營養素。

2 健康 UP　對降低膽固醇、平衡血壓有很大幫助，對協助造血、預防貧血、解毒清血、降火及美容都有助益，也能幫助預防便祕、增加骨質密度。

3 產期　每年 7 ～ 11 月。

Tips

　　紅白火龍果的營養價值都一樣，但紅火龍果所含的花青素較多。

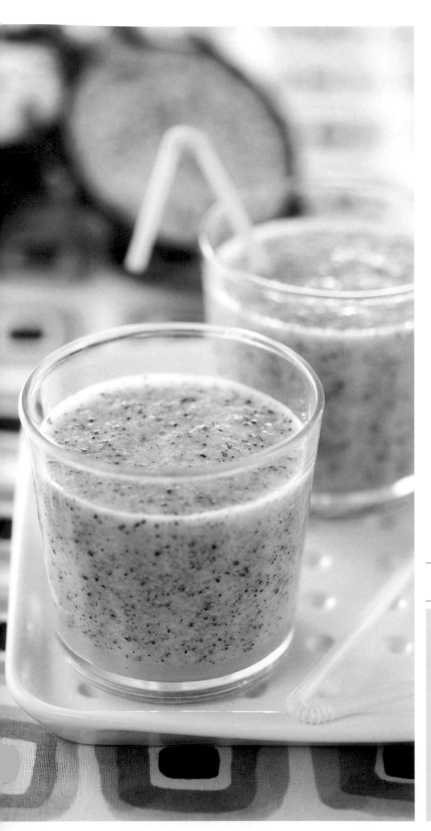

火龍奇異蘋果汁

材料：

火龍果 1/2 顆、蘋果 1/2 顆

奇異果 1 顆、柳橙 1/2 顆

蜂蜜適量、冷開水 150ml

做法：

1. 小松菜洗淨切成小段，用榨汁機榨汁。

2. 葡萄洗淨瀝乾取出種籽。

3. 將全部材料放入果汁機打勻即可飲用。

Plus

● 火龍果草莓汁

材料：

火龍果 1/2 顆、草莓 3 粒、蜂蜜適量
開水 120ml

做法：

火龍果切半挖出果肉；草莓洗淨去蒂切成一半；將全部材料放入果汁機打勻即可飲用。

火龍果芒果汁

材料：

火龍果 1 顆、芒果 1 顆
蜂蜜適量、冷開水 120ml

做法：

1. 火龍果切半挖出果肉。
2. 芒果去皮挖出果肉切成小塊。
3. 將全部材料放入果汁機打勻即可飲用。

Plus

● 火龍果蘋果汁

材料：
火龍果 1/2 顆、蘋果 1/2 顆
蜂蜜適量、開水 120ml

做法：
火龍果切半挖出果肉；蘋果洗淨去皮切半去蒂，切成小塊；將全部材料放入果汁機打勻即可飲用。

● 火龍果優酪

材料：
火龍果 1/2 顆、哈密瓜 1/4 顆
原味優酪乳 120ml、蜂蜜適量
冷開水 80ml

做法：
火龍果切半挖出果肉；哈密瓜洗淨切半去皮去籽，切成小塊；將全部材料放入果汁機打勻即可飲用。

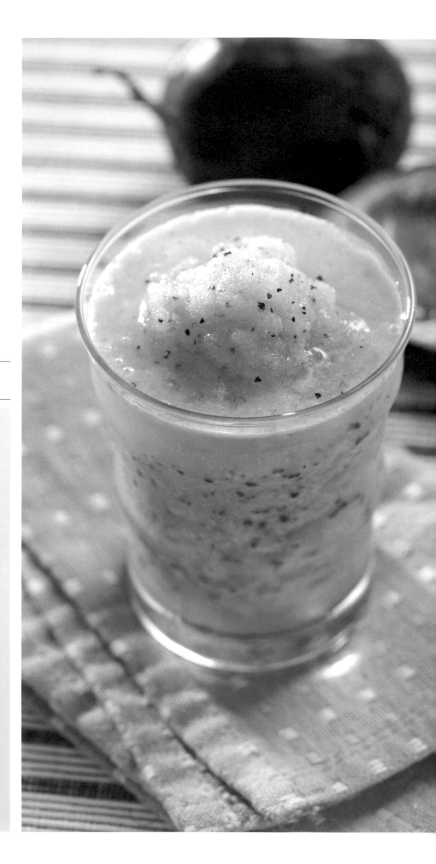

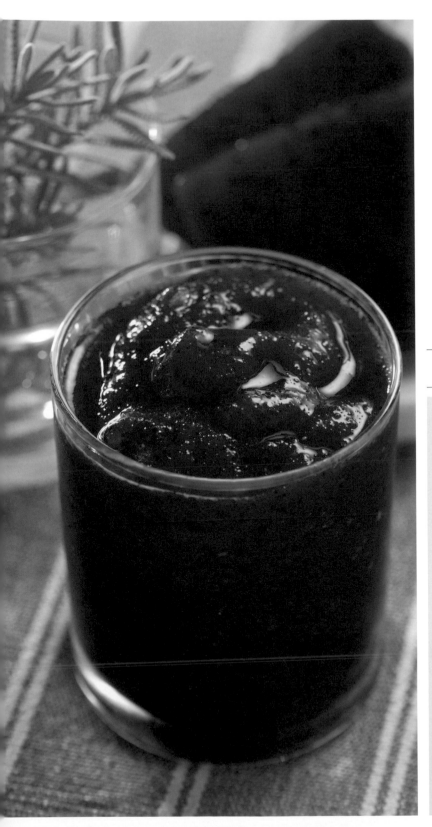

火龍果梨子鳳梨汁

材料：

火龍果 1 顆、梨子 1/2 顆
鳳梨 100 克、冷開水 200ml

做法：

1. 火龍果切半挖出果肉。
2. 梨子洗淨去皮切半去籽，切成
   小塊。
3. 鳳梨去皮切成小塊。
4. 將全部材料放入果汁機打勻即
   可飲用。

Plus

●火龍果蘆薈汁

材料：
火龍果 1 顆、蘆薈 50 克、柳丁 1 顆
蜂蜜適量、冷開水 180ml

做法：
火龍果切半挖出果肉；蘆薈去葉皮
取出葉肉，切成小塊；柳丁切開用
壓汁器壓汁。

●火龍果高麗菜汁

材料：
火龍果 1/2 顆、高麗菜 100 克
蜂蜜適量、冰開水 180ml

做法：
火龍果切半挖出果肉；高麗菜洗淨
切成小段，用榨汁機榨汁；將全部
材料放入果汁機打勻即可飲用。

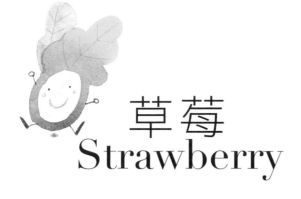

草莓
Strawberry

1 營養 In

含維生素 A、B、C、果糖、蔗糖、葡萄糖、檸檬酸、蘋果酸、草酸、礦物質（鈣、磷、鐵、鉀、鎂、鉀、鈉）等營養素。

2 健康 UP

有助預防動脈硬化、高血壓，並可幫助預防膽固醇，防止蛀牙。也有助預防及改善黑斑、促進肌膚新陳代謝。有助促進鐵質吸收與應用。幫助傷口癒合。

3 產期

每年 12 月～翌年 4 月。

Tips

含鉀量偏高，有腎病與尿毒者不可多吃。草莓含草酸鈣較多，有尿路結石和腎功能不好的人不宜多吃，過多食用會加重患者病情。

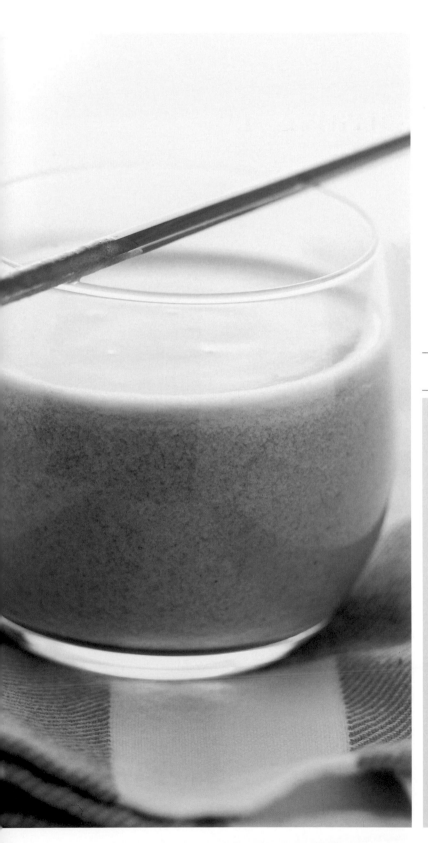

草莓牛奶汁

材料：

草莓 5 粒、鮮奶 180ml

蜂蜜適量

做法：

1. 草莓洗淨去蒂切成一半。
2. 將全部材料放入果汁機打勻
   即可飲用。

Plus

● 草莓乳果汁

材料：

草莓 12 粒、牛奶 100ml

優酪乳 50ml、蜂蜜適量

做法：

酪梨洗淨去皮，切開去核切成小塊；
草莓洗淨去蒂切成一半；檸檬切開
用壓汁器壓汁；將全部材料放入果
汁機打勻即可飲用。

● 草莓櫻桃奶昔

材料：

草莓 5 粒、櫻桃 5 粒

牛奶 200ml、蜂蜜適量

做法：

草莓洗淨去蒂切成一半；櫻桃洗淨
切半取出硬核；將全部材料放入果
汁機打勻即可飲用。

草莓芹菜果汁

材料：

草莓 5 粒、芹菜 100 克、芒果 2 顆

做法：

1. 草莓洗淨去蒂切成一半。
2. 芹菜洗淨切成小段，用榨汁機榨汁。
3. 芒果去皮挖出果肉，切成小塊。
4. 將全部材料放入果汁機打勻即可飲用。

Plus

●草莓西瓜汁

材料：
草莓 3 粒、西瓜 150 克、檸檬 1/4 顆
果糖適量

做法：
西瓜去皮切成小塊；草莓洗淨去蒂切成一半；檸檬切開用壓汁器壓汁；將全部材料放入果汁機打勻即可飲用。

●草莓柳橙健美汁

材料：
草莓 3 粒、綠茶粉 5 克、柳橙 2 顆
果糖適量

做法：
草莓洗淨去蒂切成一半；柳橙切開用壓汁器壓汁；將全部材料放入果汁機打勻即可飲用。

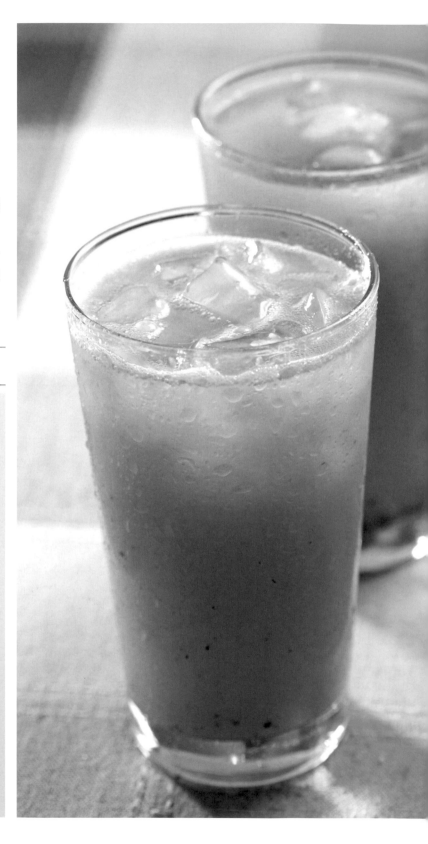

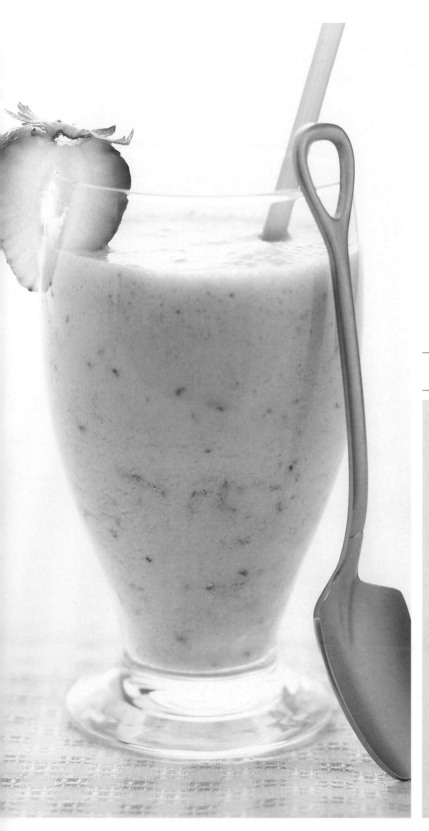

草莓養樂多

材料：

草莓 6 粒、養樂多 1 瓶

開水 50ml

做法：

1. 草莓洗淨去蒂切成一半。
2. 將全部材料放入果汁機打勻即可飲用。

Plus

●草莓橘子優格

材料：

草莓 4 粒、橘子 1 顆、巴西里適量

無糖豆漿 100ml、原味無糖優格 50ml

做法：

草莓洗淨去蒂切成一半；橘子去皮去籽；將全部材料放入果汁機打勻即可飲用。

●草莓胚芽優格

材料：

草莓 8 粒、小麥胚芽粉 1 大匙

原味無糖優格 180ml、檸檬 1/2 顆

做法：

草莓洗淨去蒂切成一半；檸檬切開用壓汁器壓汁；將全部材料放入果汁機打勻即可飲用。

紫黑色

16 道 苦讀族補血明目增憶飲

紫色蔬果中的花青素，
具有抗氧化防衰老的功效；能預防癌症，
並有增強記憶力的效果；
此外，還能阻止心臟病發作及腦中風，
也能預防高血壓，同時也保護視力。

葡萄
Grape

1 營養 In	含維生素 A、B、C、E、蛋白質、醣類、檸檬酸、蘋果酸、草酸、枸櫞酸、礦物質（鈣、磷、鐵、鉀、鈉、鎂、錳）等營養素。
2 健康 UP	有益利尿；幫助預防心血管疾病、阻止血栓形成，降低膽固醇與血小板凝結。也能幫助消化、增加食欲。還有助滋養強壯、補血，幫助改善腰痛、胃痛。
3 產期	全年均有，依品種不同，盛產期也不同，以 6 ～ 9 月最多。

Tips

脾胃虛弱的人不可多吃。避免用鐵器裝盛。葡萄的含糖量很高，所以糖尿病患者食用時應特別注意。

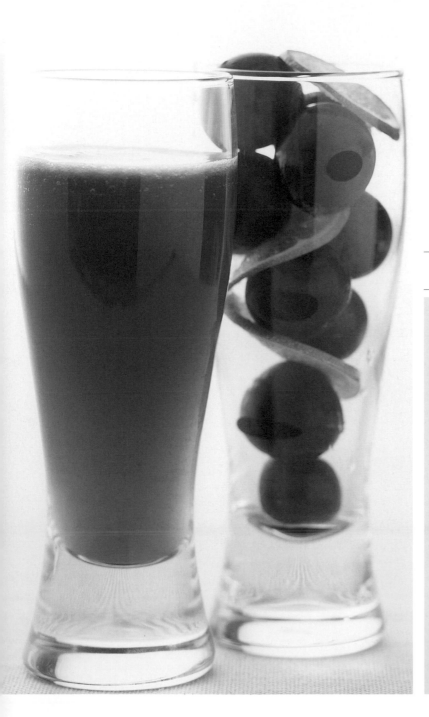

葡芹鳳梨汁

材料：

葡萄 5 粒、西芹 60 克

鳳梨 120 克、檸檬 1/2 顆

做法：

1. 葡萄洗淨去籽、西芹洗淨切成小段，用榨汁機榨汁。
2. 鳳梨去皮切成小塊。
3. 檸檬切開用壓汁器壓汁。
4. 將全部材料放果汁機打勻即可。

Plus

● 葡梨牛蒡汁

材料：

檸檬 1/2 顆、葡萄 5 粒

梨子 1 顆、牛蒡 60 克

做法：

葡萄洗淨去籽；檸檬切開用壓汁器壓汁；梨子去皮去核切小塊；牛蒡洗淨去皮切小段，用榨汁機榨汁；將全部材料放果汁機打勻即可飲用。

● 葡萄牛奶

材料：

葡萄 8 粒、鮮奶 100ml、果糖適量

做法：

番葡萄洗淨去籽；將全部材料放入果汁機打勻即可飲用。

葡萄生菜梨子汁

材料：

葡萄 8 粒、生菜 50 克
梨子 1 顆、檸檬 1/2 顆

做法：

1. 葡萄洗淨去籽。
2. 梨子去皮去核切成小塊。
3. 生菜洗淨切成小片。
4. 檸檬切開用壓汁器壓汁。
5. 將全部材料放果汁機打勻即可。

Plus

●葡萄多多

材料：
葡萄 5 粒、養樂多 1 瓶、蜂蜜適量

做法：
葡萄洗淨去籽；將全部材料放入果汁機打勻即可飲用。

●葡萄奇異果汁

材料：
葡萄 8 粒、奇異果 1 顆
檸檬 1/4 顆、牛奶 150ml

做法：
葡萄洗淨去籽；奇異果切半挖出果肉；檸檬切開用壓汁器壓汁；將全部材料放入果汁機打勻即可飲用。

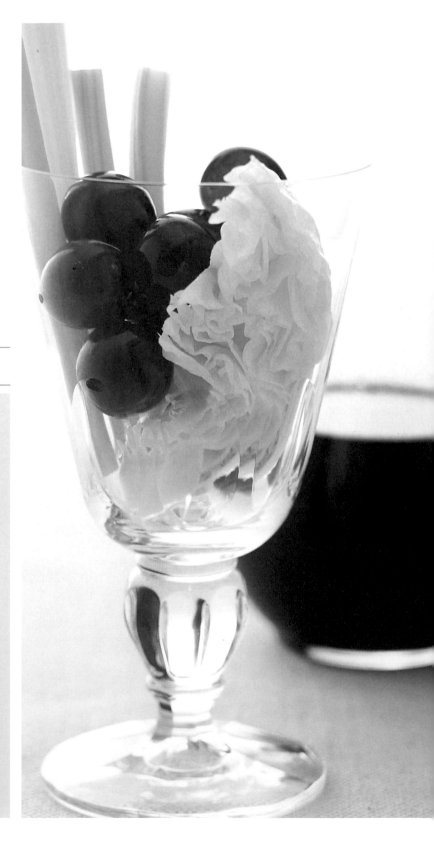

葡萄芝麻汁

材料：
葡萄 5 粒、黑芝麻粉 1 大匙
蘋果 1/2 顆、優酪乳 200ml

做法：
1. 葡萄洗淨去籽。
2. 蘋果去皮去籽切成小塊。
3. 將全部材料放入果汁機打勻即
可飲用。

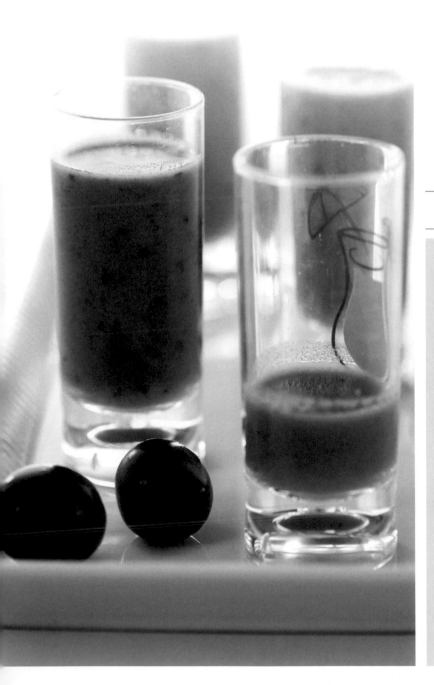

Plus

● 葡萄花椰菜梨汁

材料：
葡萄 8 粒、花椰菜 50 克
白梨 1/2 顆、檸檬 1/2 顆

做法：
葡萄洗淨去籽；花椰菜洗淨切成小
片，用榨汁機榨汁；白梨去皮去核
切成小塊，檸檬切開用壓汁器壓汁；
將全部材料放果汁機打勻即可飲用。

● 葡萄哈密牛奶

材料：
葡萄 3 粒、哈密瓜 60 克
牛奶 180ml

做法：
葡萄洗淨去籽；哈密瓜去皮去籽切小
塊；將全部材料放果汁機打勻即可。

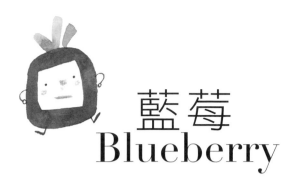

藍莓
Blueberry

1 營養 In 含維生素 A、B、C、P、花青素、胡蘿蔔素、膳食纖維、礦物質（鉀、鋅）等營養素。

2 健康 UP 藍莓的抗氧化功能名列榜首。有助緩解視力衰退、保護視力；還能幫助降低膽固醇、防治腦神經老化、抗老化、預防老人癡呆。

3 產期 每年 6～9 月。

Tips

腎臟結石、膀胱結石者宜少吃。

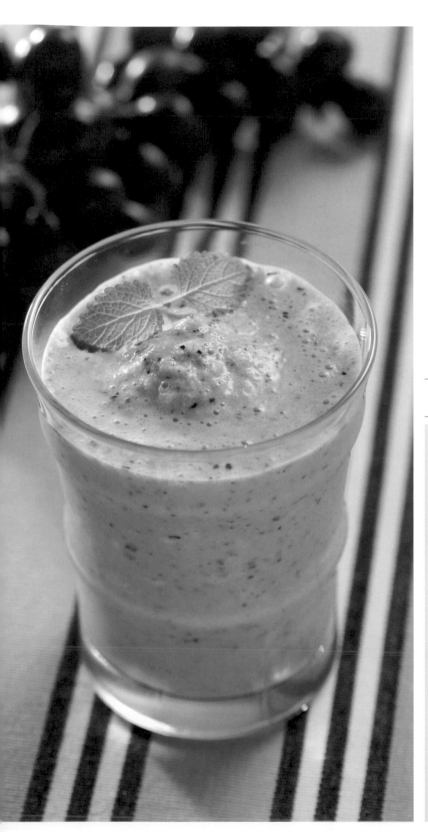

藍莓香草冰沙

材料：

藍莓 40 克、香草冰淇淋 2 球

牛奶 160ml、冰塊 3 塊

做法：

1. 藍莓洗淨。

2. 將全部材料放入果汁機打勻即
   可飲用。

Plus

●藍莓紅酒汁

材料：

藍莓 60 克、紅酒 20ml

冰開水 150ml

做法：

藍莓洗淨；將全部材料放果汁機打
勻即可。

●藍莓柳橙汁

材料：

藍莓 30 克、柳橙 1 顆、枸杞 5 克

做法：

藍莓洗淨；柳橙切開，用壓汁器壓汁；
將全部材料放入果汁機打勻即可飲
用。

藍莓葡萄汁

材料：
藍莓 100 克、葡萄 150 克

做法：
1. 藍莓洗淨。
2. 葡萄洗淨去籽。
3. 將全部材料放入果汁機打勻
   即可飲用。

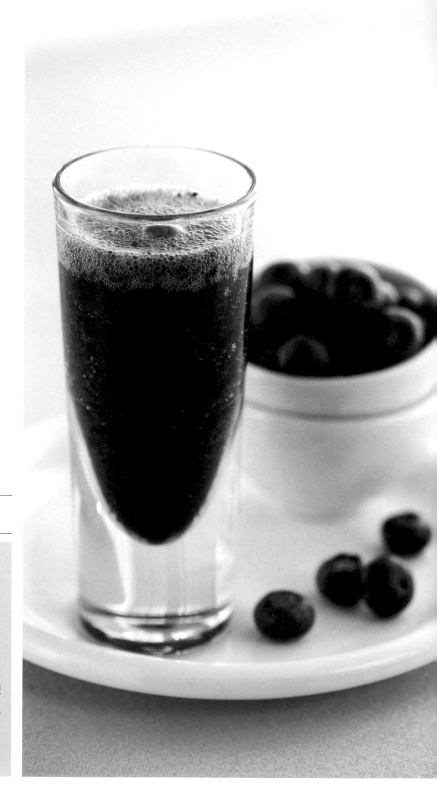

Plus

●藍莓鳳梨汁

材料：
藍莓 50 克、鳳梨 100 克
檸檬 1/2 顆、冷開水 100ml

做法：
藍莓洗淨；鳳梨去皮切成小塊；檸檬
切開用壓汁器壓汁；將全部材料放入
果汁機打勻即可飲用。

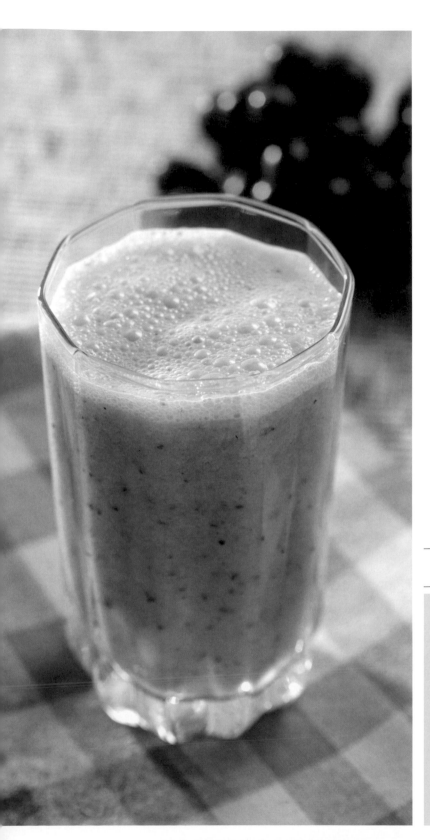

藍莓香蕉優格

材料：
藍莓 50 克、香蕉 1/2 根
原味無糖優格 80ml、鮮奶 80ml

做法：
1. 藍莓洗淨。
2. 香蕉去皮切成小塊。
3. 將全部材料放入果汁機打勻即可飲用。

Plus

●藍莓香柚牛奶

材料：
藍莓 30 克、葡萄柚 1/2 顆
香蕉 1/2 根、鮮奶 100ml

做法：
藍莓洗淨；香蕉去皮切成小塊；葡萄柚切開用壓汁器壓汁；將全部材料放入果汁機打勻即可飲用。

4

白色

41 道 養顏族護膚保濕養生飲

在五色蔬果中，白色入肺，

且偏重益氣行氣，

含有豐富的蛋白質能修復肺部，

益於呼吸系統的舒展；

同時也是最佳的鈣質來源。

對女性來說，更是養顏、保濕的聖品。

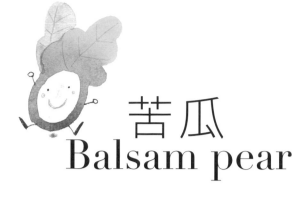

苦瓜
Balsam pear

1 營養 In　含蛋白質、脂肪、澱粉、胡蘿蔔素、核黃素、維生素 C、多種氨基酸、半乳糖醛酸、礦物質（鈣、磷、鐵）等營養素。

2 健康 UP　能幫助增強免疫力、美容養顏、降火消腫、去熱解毒；並有助清心明目。還能幫助人體維持體力、淨化血液、活化脾臟及肝臟細胞，苦瓜含有降低血糖的作用，對糖尿病患相當有幫助。

3 產期　全年均有。

Tips

孕婦、脾胃虛寒者不宜食用。

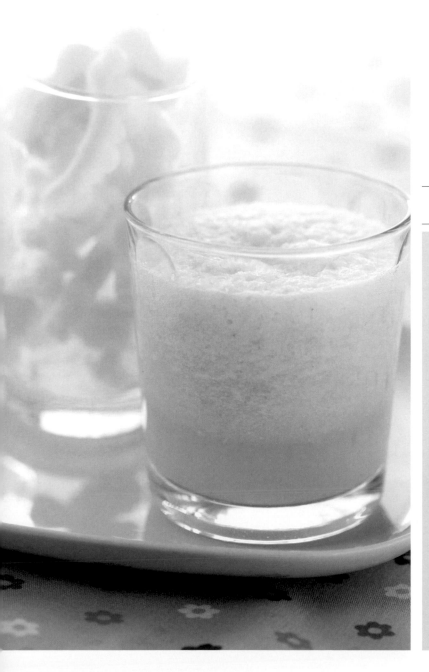

苦瓜蜜薑汁

材料：
苦瓜 50 根、檸檬 1/2 顆
薑 20 克、蜂蜜適量

做法：
1. 苦瓜洗淨去籽切成小塊，放入榨汁機榨汁。
2. 檸檬切開用壓汁器壓汁。
3. 薑洗淨去皮，用榨汁機榨汁。
4. 將全部材料放果汁機打勻即可。

Plus

● 苦瓜芹菜汁

材料：
苦瓜 1/2 根、芹菜 50 根、蜂蜜適量
冰開水 200ml

做法：
苦瓜洗淨去籽切小塊，放榨汁機榨汁；
芹菜洗淨切成小段，用榨汁機榨汁；
將全部材料放果汁機打勻即可飲用。

● 苦瓜鳳梨汁

材料：
鳳梨 100 克、苦瓜 1/2 根
蜂蜜適量、開水 150ml

做法：
鳳梨去皮切成小塊；苦瓜洗淨去籽切
成小段，用榨汁機榨汁；將全部材料
放入果汁機打勻即可飲用。

苦瓜牛蒡汁

材料：
苦瓜 1/4 根、胡蘿蔔 1 根
葡萄柚 1 顆、牛蒡 60 克

做法：

1. 苦瓜洗淨去籽切成小塊，放入榨汁機榨汁。
2. 胡蘿蔔去皮切成小塊，用榨汁機榨汁。
3. 葡萄柚切開用壓汁器壓汁。
4. 牛蒡去皮洗淨切成小段，用榨汁機榨汁。
5. 將全部材料放入果汁機打勻即可飲用。

Plus

●苦瓜胡蘿蔔汁

材料：
苦瓜 1/4 顆、胡蘿蔔 1 根、蜂蜜適量
開水 150ml

做法：
苦瓜洗淨去籽切成小塊，放入榨汁機榨汁；胡蘿蔔去皮切成小塊，用榨汁機榨汁；將全部材料放入果汁機打勻即可飲用。

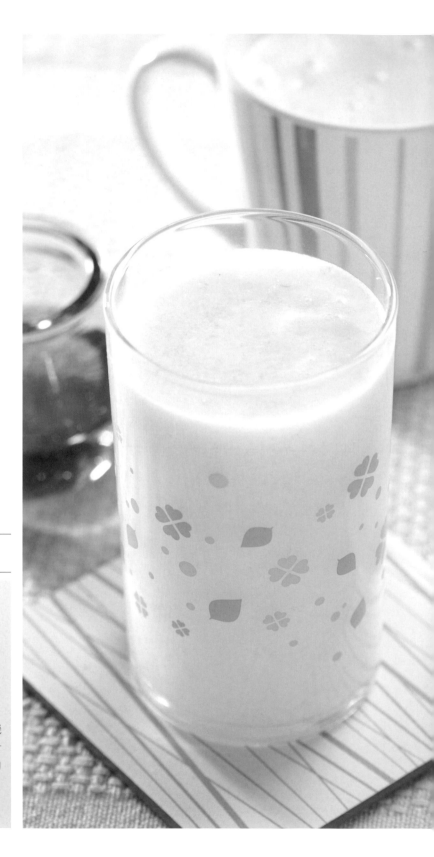

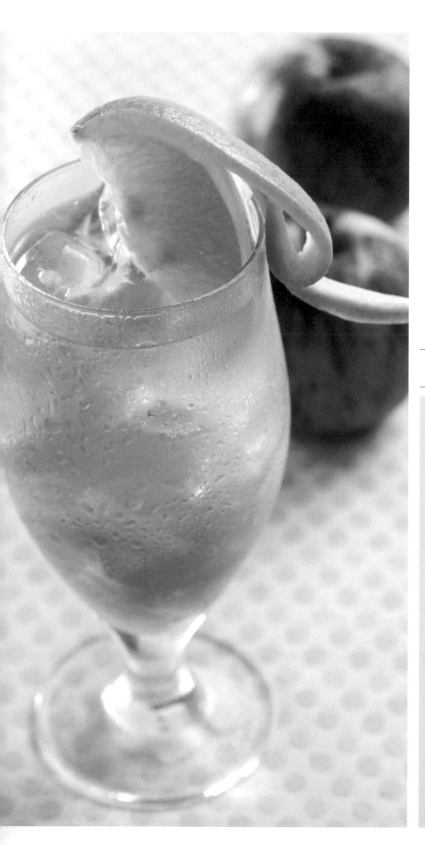

苦瓜柳蘋汁

材料：
苦瓜 1/2 根、柳丁 3 顆
蘋果 1/2 顆、蜂蜜適量

做法：

1. 苦瓜洗淨去籽切成小塊，放入榨汁機榨汁。
2. 柳丁切開用壓汁器壓汁。
3. 蘋果去皮去籽，切成小塊。
4. 將全部材料放果汁機打勻即可。

Plus

● 苦瓜蘋果蜜奶

材料：
苦瓜 1/2 根、蘋果 1 顆
鮮奶 120ml、蜂蜜適量

做法：
苦瓜洗淨去籽切成小塊，放入榨汁機榨汁；蘋果去皮去籽切成小塊；將全部材料放果汁機打勻即可飲用。

● 蘋果柳橙苦瓜汁

材料：
蘋果 1 顆、柳橙 1 顆、苦瓜 1/8 根
冷開水適量

做法：
蘋果去皮去籽切成小塊；柳橙切開用壓汁器壓汁；苦瓜洗淨去籽切成小塊，用榨汁機榨汁；將全部材料放入果汁機打勻即可飲用。

苦瓜柳橙汁

材料：
苦瓜 1/2 根、柳橙 2 顆
蜂蜜適量、冷開水 150ml

做法：

1. 苦瓜洗淨去籽切成小塊，放
   入榨汁機榨汁。
2. 柳橙切開用壓汁器壓汁。
3. 將全部材料放入果汁機打勻
   即可飲用。

Plus

●苦瓜奇異果汁

材料：
奇異果 1 顆、苦瓜 1/2 根、蘋果 1/2 顆
養樂多 1 瓶

做法：
奇異果切半挖出果肉；苦瓜去籽洗淨
切成小塊，放入榨汁機榨汁；蘋果去
皮去籽切成小塊；將全部材料放入果
汁機打勻即可飲用。

●西瓜苦瓜汁

材料：
西瓜 30 克、苦瓜 50 克、檸檬 1/4 顆
冷開水 100ml、碎冰適量

做法：
西瓜去皮去籽切小塊；苦瓜洗淨去籽
切小塊，放榨汁機榨汁；檸檬切開用
壓汁器壓汁；將全部材料放果汁機打
勻即可。

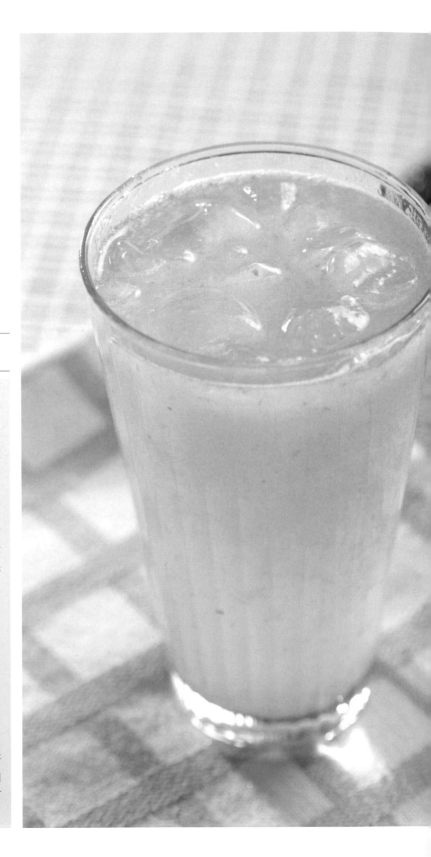

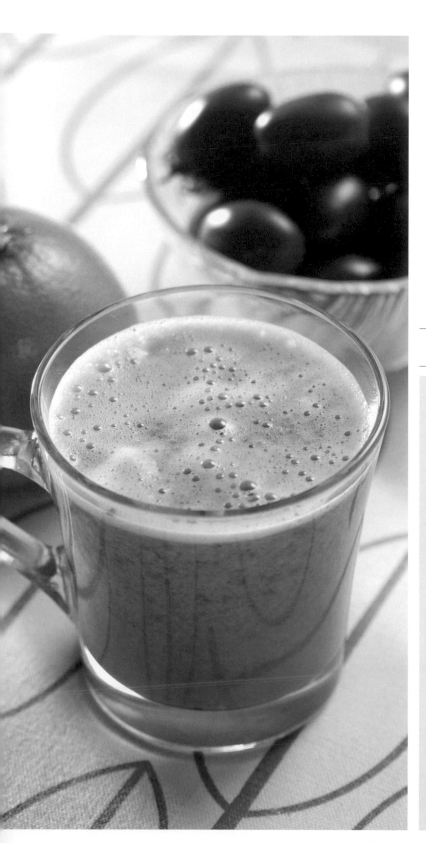

苦瓜蔓越莓汁

材料：
苦瓜 1/4 根、蔓越莓 120ml
蘋果 1/2 顆、鳳梨 80 克

做法：
1. 苦瓜洗淨去籽切成小塊，放入榨汁機榨汁。
2. 鳳梨、蘋果去皮去籽切成小塊。
3. 將全部材料放果汁機打勻即可。

Plus

●苦瓜香蕉汁

材料：
香蕉 1 根、苦瓜 100 克、蘋果 50 克
水 100ml

做法：
香蕉去皮切成小塊；苦瓜洗淨去籽切成小塊，用榨汁機榨汁；蘋果去皮去籽切成小塊；將全部材料放入果汁機打勻即可飲用。

●苦瓜多纖果汁

材料：
鳳梨 100 克、紫萵苣 50 克
香蕉 1/2 根、苦瓜 1/3 根

做法：
鳳梨去皮切成小塊；紫萵苣洗淨剝小片，用榨汁機榨汁；香蕉去皮切成小塊；苦瓜洗淨去籽切成小塊，用榨汁機榨汁；將全部材料放入果汁機打勻即可飲用。

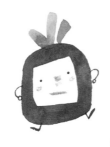

高麗菜
Cabbage

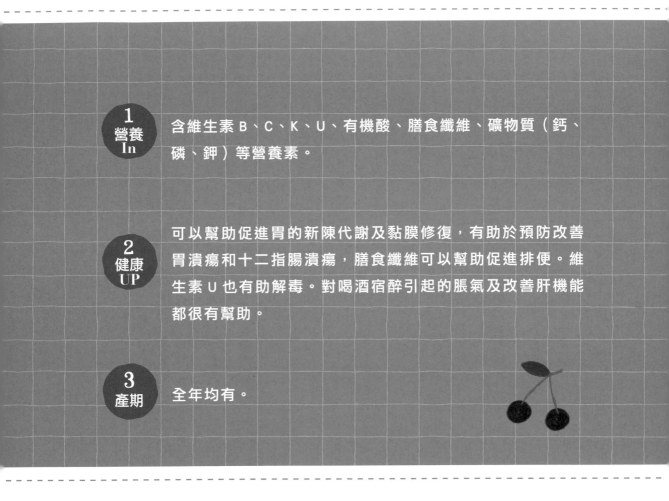

1 營養 In　含維生素 B、C、K、U、有機酸、膳食纖維、礦物質（鈣、磷、鉀）等營養素。

2 健康 UP　可以幫助促進胃的新陳代謝及黏膜修復，有助於預防改善胃潰瘍和十二指腸潰瘍，膳食纖維可以幫助促進排便。維生素 U 也有助解毒。對喝酒宿醉引起的脹氣及改善肝機能都很有幫助。

3 產期　全年均有。

Tips

不可用鹽水洗高麗菜，鹽水會在高麗菜上形成鹽水膜，清水無法穿透保護層，不能清除農藥殘留。

消化功能較差、脾胃虛寒、易腹脹或腹瀉的人不可多吃。甲狀腺功能失調者忌大量食用。

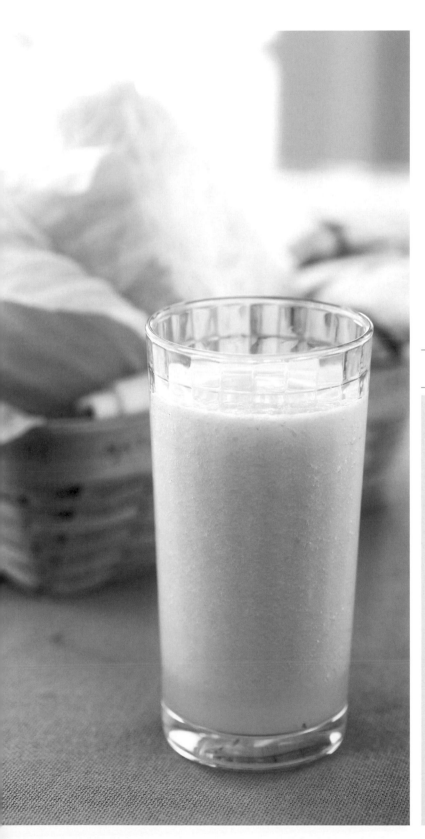

高麗菜小豆苗汁

材料：

小豆苗 80 克、高麗菜 100 克
西洋芹 1 根、冷開水 100ml

做法：

1. 西洋芹去皮、小豆苗、高麗
   菜洗淨切成小段，用榨汁機
   榨汁。
2. 將全部材料放入果汁機打勻
   即可飲用。

Plus

●高麗菜水果汁

材料：
高麗菜 100 克、西洋芹 1 根
蘋果 1/2 顆、香蕉 1/2 根

做法：
西洋芹去皮跟高麗菜洗淨切小段，用
榨汁機榨汁；蘋果去皮去籽切成小塊；
將全部材料放果汁機打勻即可。

●高麗菜蔬果汁

材料：
高麗菜 150 公克、芹菜 30 公克
西洋芹 30 公克、蘋果 1/2 顆

做法：
西洋芹去皮跟芹菜、高麗菜洗淨切成
小段，用榨汁機榨汁；蘋果去皮去籽
切成小塊；將全部材料放果汁機打勻
即可。

高麗菜牛奶汁

材料：
高麗菜 50 克、奇異果 1/2 顆
牛奶 150ml、蜂蜜適量

做法：
1. 高麗菜洗淨切成小段，用榨
   汁機榨汁。
2. 奇異果切半挖出果肉。
3. 將全部材料放入果汁機打勻
   即可飲用。

Plus

●高麗菜豆奶

材料：
高麗菜 150 克、橘子 1/2 顆
蜂蜜適量、豆漿 150ml

做法：
高麗菜洗淨切成小段，用榨汁機榨汁；
橘子去皮去籽；將全部材料放入果汁
機打勻即可飲用。

●高麗菜芒果蜜汁

材料：
高麗菜 150 克、芒果 1 顆
檸檬 1 顆、冰塊適量

做法：
高麗菜洗淨切成小段，用榨汁機榨汁；
芒果去皮挖出果肉切成小塊；檸檬切
開用壓汁器壓汁；將全部材料放入果
汁機打勻即可飲用。

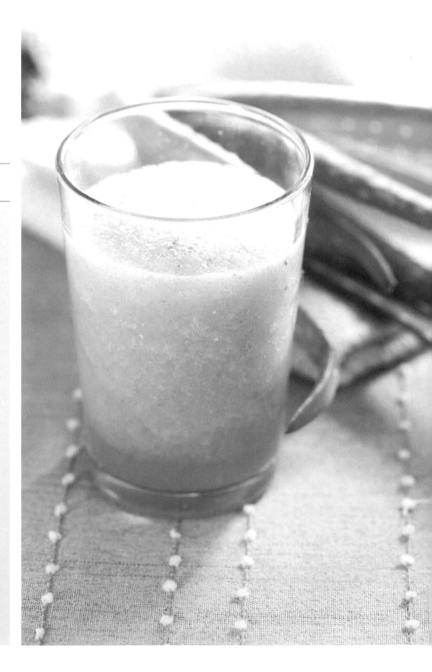

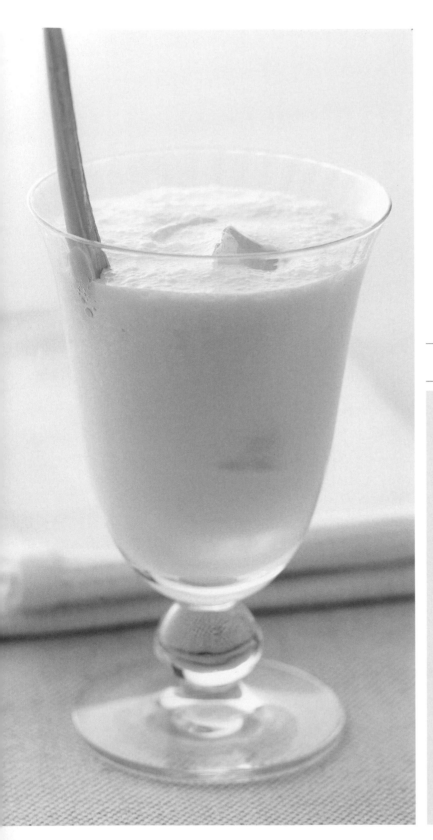

高麗菜蜜瓜汁

材料：
高麗菜 100 克、哈蜜瓜 60 克、
檸檬 1/2 顆、冰塊少許

做法：
1. 高麗菜洗淨切成小段，用榨汁
   機榨汁。
2. 哈蜜瓜去皮去籽切成小塊。
3. 檸檬切開用壓汁器壓汁。
4. 將全部材料放果汁機打勻即可。

Plus

● **高麗菜鳳梨汁**

材料：
鳳梨 200 克、高麗菜 150 克
胡蘿蔔 1 根、檸檬 1/4 顆

做法：
鳳梨去皮切成小塊；胡蘿蔔去皮跟高
麗菜洗淨切小段，用榨汁機榨汁，用
榨汁機榨汁；檸檬切開用壓汁器壓汁；
將全部材料放果汁機打勻即可。

● **高麗菜綜合果汁**

材料：
高麗菜 100 公克、胡蘿蔔 1/3 根
芹菜 50 克、橘子 1 顆

做法：
胡蘿蔔去皮、高麗菜、芹菜洗淨切成
小段，用榨汁機榨汁；橘子去皮去籽；
將全部材料放果汁機打勻即可。

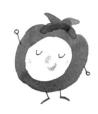

山藥
Yam

1 營養 In　含有蛋白質、澱粉、纖維素、維生素 B、C、礦物質（鈣、磷、鉀、鐵等）等營養素。

2 健康 UP　可幫助健脾胃、益腎氣、收澀固精，同時有助增加免疫功能、預防糖尿病、高血壓、抗氧化，調節生殖系統、黏液能改善內分泌、養顏美容、防心血管疾病、抗老化等。

3 產期　每年 3 ～ 11 月。

不可烹煮過久，否則會降低消化酵素的運作。

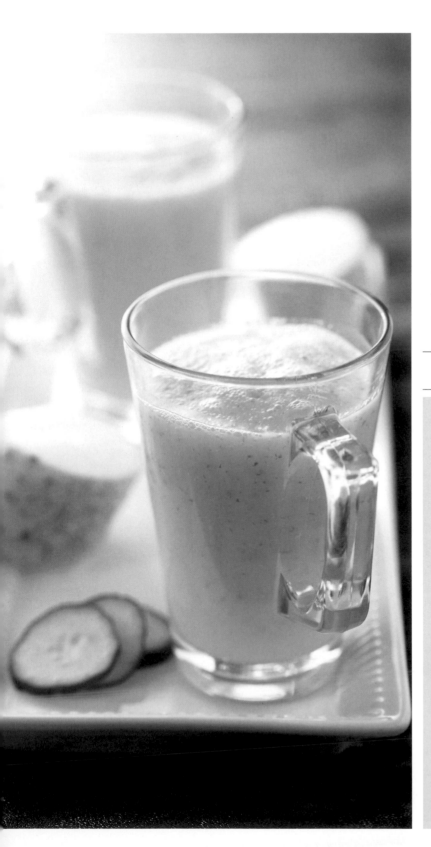

山藥汁

材料：
山藥 200 克、小黃瓜 2 根
檸檬 1/4 顆、蜂蜜適量

做法：
1. 山藥去皮，以磨泥器磨成泥。
2. 小黃瓜洗淨切成小塊。
3. 檸檬切開用壓汁器壓汁。
4. 將全部材料放果汁機打勻即可。

Plus

●山藥美膚汁

材料：
山藥 50 克、鳳梨 80 克、萵苣 60 克
蔓越莓汁 120ml

做法：
山藥去皮，以磨泥器磨成泥；鳳梨
去皮切成小塊；萵苣洗淨剝小片，
用榨汁機榨汁；將全部材料放入果
汁機打勻即可飲用。

●山藥鳳梨枸杞汁

材料：
山藥 35 克、鳳梨 50 克、枸杞 30 克
蜂蜜適量

做法：
山藥去皮，以磨泥器磨成泥；鳳梨
去皮切成小塊；將全部材料放入果
汁機打勻即可飲用。

山藥牛蒡汁

材料：

山藥 50 克、牛蒡 50 克

蜂蜜適量

做法：

1. 山藥去皮，以磨泥器磨成泥。
2. 牛蒡洗淨去皮切成小段用榨
   汁機榨汁。
3. 將全部材料放入果汁機打勻
   即可飲用。

Plus

●山藥蓮藕汁

材料：

山藥 100 克、蓮藕 20 克

蜂蜜適量、冷開水 180ml

做法：

山藥去皮，以磨泥器磨成泥；蓮藕洗
淨去皮切成小塊，用榨汁機榨汁；將
全部材料放入果汁機打勻即可飲用。

●山藥薏仁汁

材料：

山藥 100 克、薏仁粉 2 大匙

蜂蜜適量、熱開水 180ml

做法：

山藥去皮，以磨泥器磨成泥；將全部
材料放入果汁機打勻即可飲用。

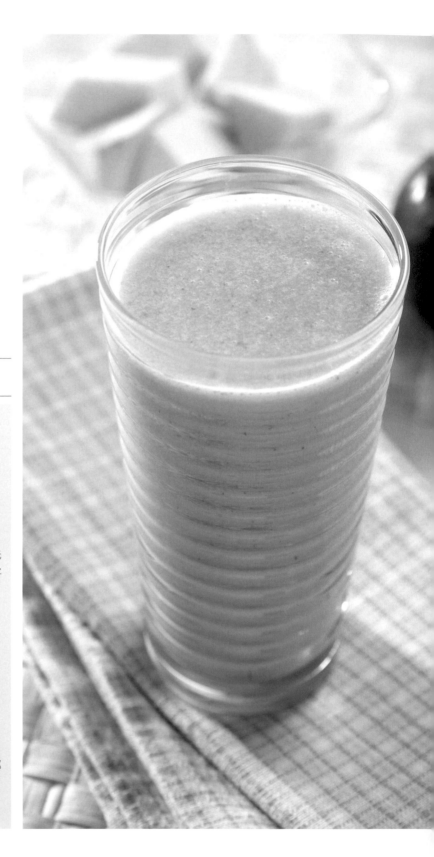

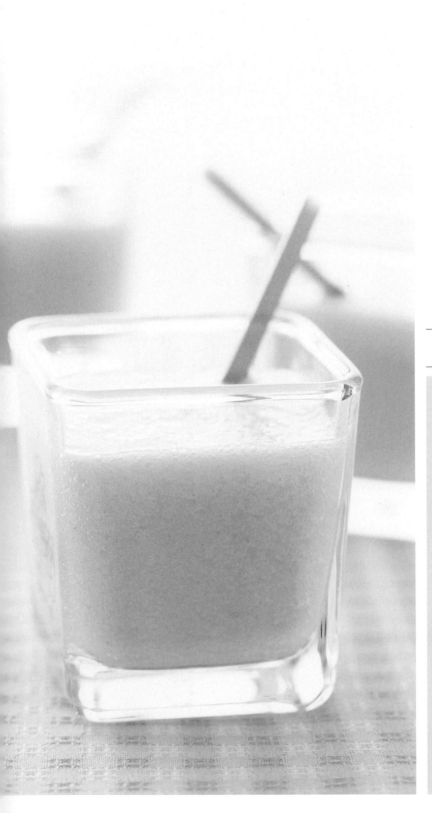

山藥蘋果優酪乳

材料：
山藥 200 克、蘋果 1/2 顆
冰糖適量、優酪乳 150ml

做法：
1. 山藥去皮，以磨泥器磨成泥。
2. 蘋果去皮去籽切成小塊。
3. 將全部材料放入果汁機打勻即可飲用。

Plus

●山藥蘋果汁

材料：
山藥 100 克、蘋果 1/2 顆
豆漿 100ml、蜂蜜適量

做法：
山藥去皮，以磨泥器磨成泥；蘋果去皮去籽切成小塊；將全部材料放入果汁機打勻即可飲用。

●山藥牛奶

材料：
山藥 80 克、鮮奶 200ml、蜂蜜適量

做法：
山藥去皮，以磨泥器磨成泥；將全部材料放入果汁機打勻即可飲用。

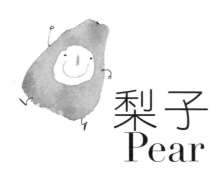

梨子
Pear

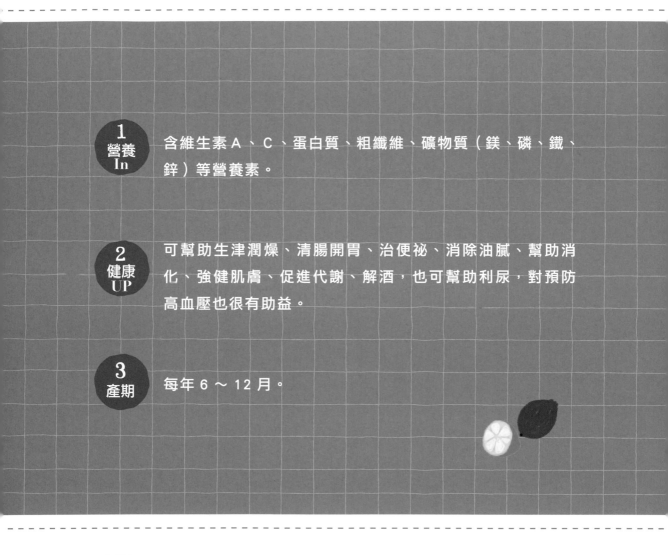

1 營養 In
含維生素 A、C、蛋白質、粗纖維、礦物質（鎂、磷、鐵、鋅）等營養素。

2 健康 UP
可幫助生津潤燥、清腸開胃、治便祕、消除油膩、幫助消化、強健肌膚、促進代謝、解酒，也可幫助利尿，對預防高血壓也很有助益。

3 產期
每年 6 ～ 12 月。

Tips

寒性體質者或受胃寒或腹瀉之苦者，都不宜食用梨子。糖尿病患者不宜攝取過多，以避免血糖過高。

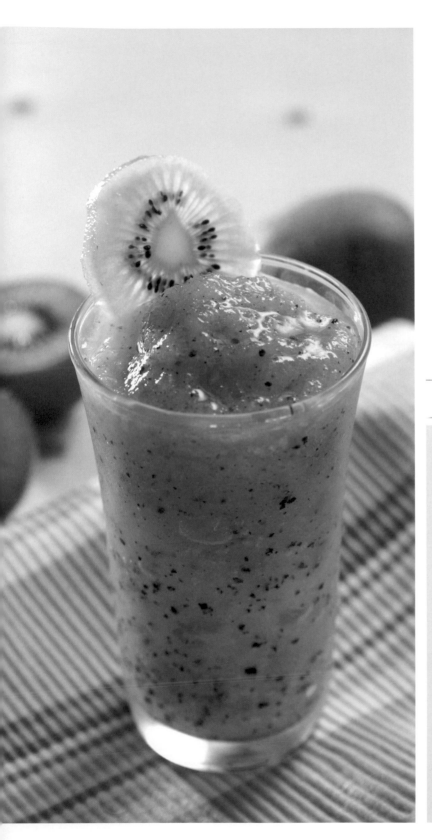

奇異梨汁

材料：
梨子 1 顆、奇異果 1 顆
冷開水 50ml、檸檬 1/4 顆

做法：
1. 梨子去皮切成小塊。
2. 奇異果切半挖出果肉。
3. 檸檬切開用壓汁器壓汁。
4. 將全部材料放入果汁機打勻即可飲用。

Plus

●梨子鳳梨汁

材料：
梨子 100 克、鳳梨 50 克、蜂蜜少許

做法：
梨子去皮去籽切成小塊；鳳梨去皮切成小塊；將全部材料放入果汁機打勻即可飲用。

●梨子葡萄汁

材料：
梨子 1 顆、葡萄 8 粒、檸檬 1/2 顆

做法：
梨子去皮去核切成小塊；葡萄洗淨去籽；檸檬切開用壓汁器壓汁；將全部材料放入果汁機打勻即可飲用。

梨子蘋果西瓜汁

材料：
梨子 1 顆、西瓜 150 克
蘋果 1 顆、冰塊適量

做法：

1. 梨子、蘋果、西瓜去皮去籽，
   切成小塊。
2. 將全部材料放入果汁機打勻
   即可飲用。

Plus

●梨子西瓜牛奶

材料：
梨子 150 克、西瓜 100 克
鮮奶 80ml、蜂蜜適量、碎冰適量

做法：
西瓜、水梨洗淨去皮去籽，切成小塊；
將全部材料放果汁機打勻即可飲用。

●梨子西瓜汁

材料：
梨子 200 克、西瓜 50 克、檸檬 1/4 顆

做法：
西瓜去皮去籽切成小塊；水梨去皮洗
淨切成小塊；檸檬切開用壓汁器壓汁；
將全部材料放入果汁機打勻即可飲
用。

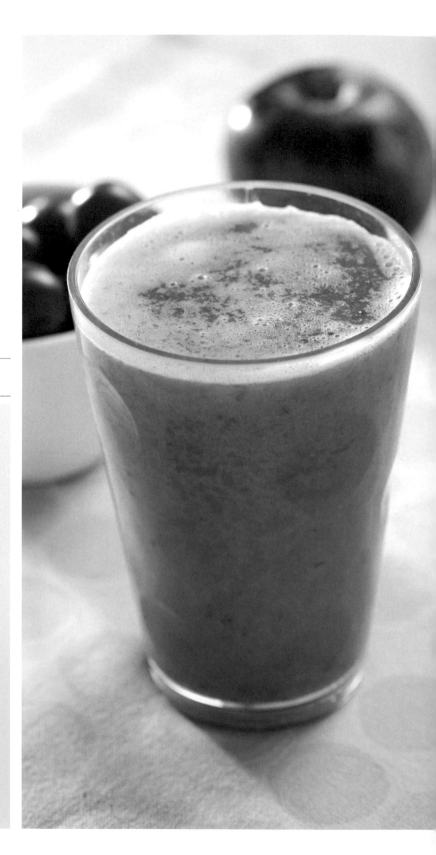

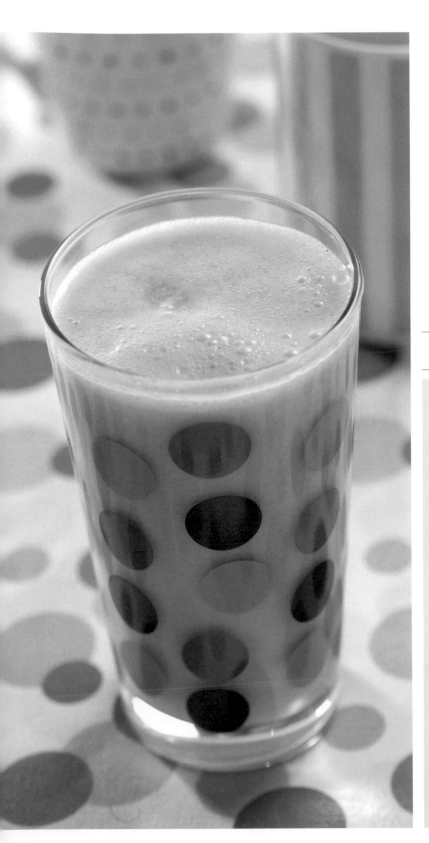

香蕉無花果梨汁

材料：
梨子 1 顆、無花果 50 克
香蕉 1 根、冰塊少許

做法：
1. 梨子去皮去核切成小塊。
2. 無花果跟香蕉去皮切成小塊。
3. 將全部材料放入果汁機打勻即可飲用。

Plus

●梨子葡萄胡蘿蔔汁

材料：
梨子 1 顆、葡萄 6 粒、胡蘿蔔 80 克
冰塊適量

做法：
梨子去皮去核切成小塊；葡萄洗淨去籽；蘿蔔去皮切成小段，用榨汁機榨汁；將全部材料放入果汁機打勻即可飲用。

●百香果櫻桃梨汁

材料：
百香果 2 顆、櫻桃 6 粒、梨子 1 顆
蜂蜜適量

做法：
百香果洗淨切半挖出果肉；櫻桃洗淨切半取出硬核；梨子削皮洗淨切成小塊；將全部材料放入果汁機打勻即可飲用。

111

part

5

綠色

113 道 窈窕族纖體瘦身活力飲

五色蔬果中的綠色食物，
含有豐富的葉綠素及抗氧化物質，
能有效防止血液中的血脂過高；
更具有豐富的膳食纖維，能促進腸胃蠕動，
對治療便祕、消除腰腹肥胖具相當強的功效。

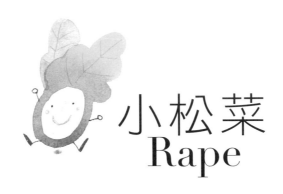

小松菜
Rape

1 營養 In	含豐富鈣質、胡蘿蔔素、維生素 C、A、鐵、磷、醣類、蛋白質、菸鹼酸、灰質等。
2 健康 UP	常常食用可幫助消除壓力、預防骨質疏鬆症、滋潤肌膚、強化視力、鎮定神經等，所含的維生素 C 對美容有幫助，胡蘿蔔素有助癌症的預防，對貧血、高血壓也有幫助。
3 產期	每年 1～3 月。

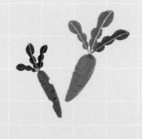

Tips

也稱作千寶菜，屬油菜科，原產日本東京的小松川村而得名，生長在嚴寒的北海道，因耐嚴寒，所以維生素 C 的含量比一般蔬菜更為豐富。

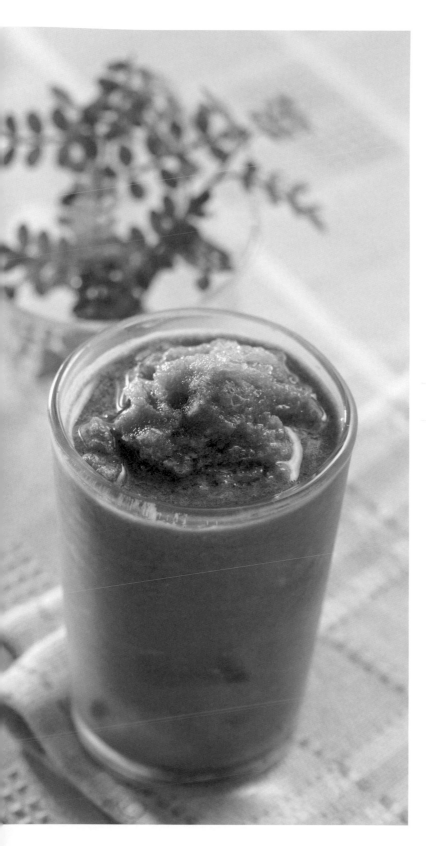

小松菜葡萄優酪

材料：

小松菜 150 克、葡萄 8 粒
原味優酪乳 200ml

做法：

1. 小松菜洗淨切成小段，用榨
   汁機榨汁。
2. 葡萄洗淨瀝乾取出種籽。
3. 將全部材料放入果汁機打勻
   即可飲用。

Plus

● 小松菜豆漿

材料：
小松菜 100 克、鳳梨 100 克
白芝麻粉 1 大匙、無糖豆漿 150ml

做法：
將小松菜洗淨切成小段，用榨汁機
榨汁；鳳梨去皮切成小塊；將全部
材料放入果汁機打勻即可飲用。

● 小松菜葡萄柚汁

材料：
小松菜 150 克、葡萄柚 1 顆

做法：
小松菜洗淨切成小段，用榨汁機榨
汁；葡萄柚切開用壓汁器壓汁；將
全部材料放入果汁機打勻即可飲用。

小松菜蔬菜汁

材料：

小松菜 150 克、高麗菜 200 克
荷蘭芹 1 根、檸檬 1/4 顆

做法：

1. 小松菜、高麗菜、荷蘭芹洗
   淨切成小段，用榨汁機榨汁。
2. 檸檬切開用壓汁器壓汁。
3. 將全部材料放入果汁機打勻
   即可飲用。

Plus

● 小松菜鳳梨汁

材料：
鳳梨 100 克、小松菜 150 克
高麗菜 200 克

做法：
小松菜、高麗菜洗淨切成小段，用榨
汁機榨汁；鳳梨去皮切成小塊；將全
部材料放入果汁機打勻即可飲用。

● 小松菜蔬果汁

材料：
鳳梨 100 克、高麗菜 80 克
小松菜 100 克、低脂牛奶 150ml

做法：
鳳梨去皮切成小塊；高麗菜、小松菜
洗淨切成小段，用榨汁機榨汁；將全
部材料放入果汁機打勻即可飲用。

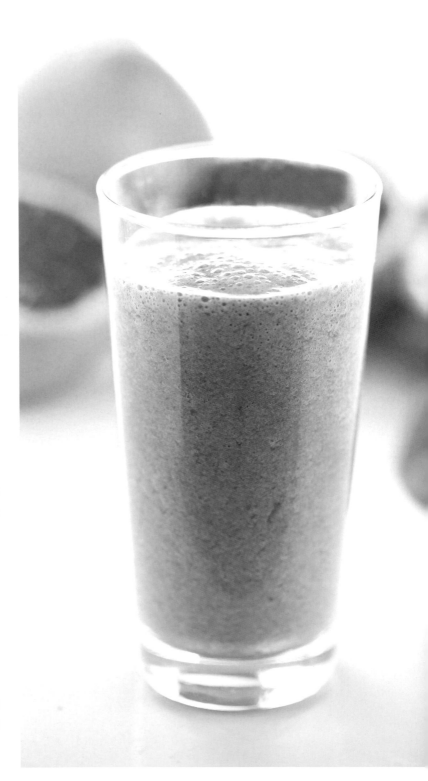

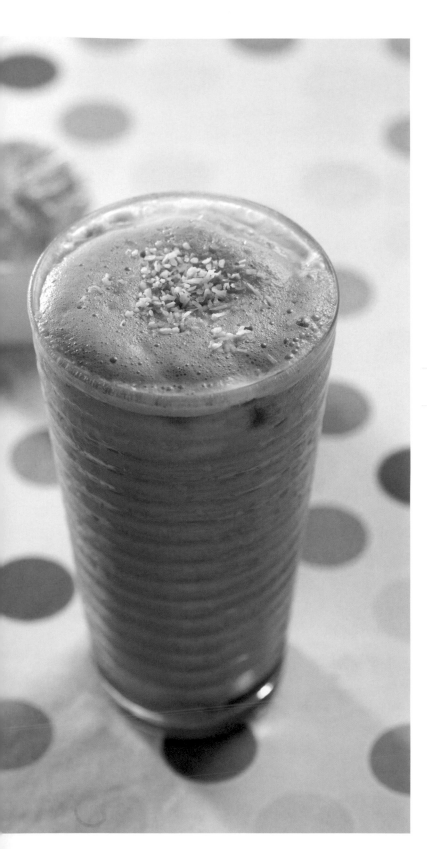

小松菜番茄汁

材料：

小松菜 150 克、番茄 1 顆
柳橙 1/2 顆、檸檬 1/4 顆

做法：

1. 小松菜洗淨切段，用榨汁機榨汁。
2. 番茄洗淨去蒂切成小塊。
3. 檸檬、柳橙切開，用壓汁器壓汁。
4. 將全部材料放入果汁機打勻即可飲用。

Plus

● 小松菜柳橙汁

材料：

小松菜 150 克、鳳梨 1/4 顆
柳橙 1 顆、蜂蜜適量

做法：

小松菜洗淨切成小段，用榨汁機榨汁；柳橙切開用壓汁器壓汁；將全部材料放入果汁機打勻即可飲用。

● 小松菜果醋汁

材料：

小松菜 150 克、鳳梨 100 克
水果醋 1 茶匙

做法：

小松菜洗淨切成小段，用榨汁機榨汁；鳳梨去皮切成小塊；將全部材料放入果汁機打勻即可飲用。

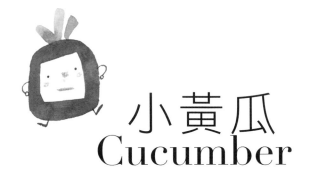

小黃瓜
Cucumber

1 營養 In

含有約 98% 以上的水分、豐富的鉀鹽、維生素 A、B、C、纖維素、礦物質（鉀、鈣、磷、鐵、硒）等營養素。

2 健康 UP

有助消暑解熱、生津止渴、清熱解毒、消腫利尿及降低膽固醇；還能調節消化系統、促進腸道代謝、改善便祕、青春痘、濕疹等症狀。還有淨膚美白、抗氧化的效果，熱量低，很適合減重時食用。

3 產期

1～10月均生長，夏季產量較多，屬消暑降溫的涼爽食品。

Tips

若有虛寒的體質，不建議生食小黃瓜；有傷口的位置不建議敷 DIY 小黃瓜面膜。

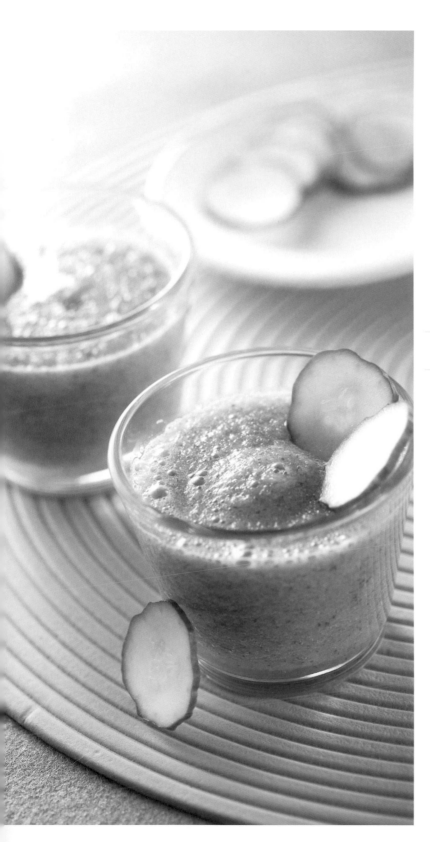

小黃瓜汁

材料：

小黃瓜 1 根、檸檬 1/2 顆
水 180ml、蜂蜜適量

做法：

1. 小黃瓜洗淨切成小塊。
2. 檸檬切開用壓汁器壓汁。
3. 將全部材料放入果汁機打勻即可飲用。

Plus

●小黃瓜奇異果汁

材料：
小黃瓜 1 根、奇異果 1/2 顆
葡萄柚 1/2 顆、檸檬 1/4 顆

做法：
小黃瓜洗淨切成小塊；葡萄柚切開
用壓汁器壓汁；奇異果切半取出果
肉；檸檬切開用壓汁器壓汁；將全
部材料放入果汁機打勻即可飲用。

●小黃瓜檸檬汁

材料：
小黃瓜 1 根、蘋果 1/2 顆
柳橙 1 顆、檸檬 1/4 顆

做法：
小黃瓜洗淨切小塊；蘋果去皮去籽
切成小塊；檸檬、柳橙切開用壓汁
器壓汁；將全部材料放入果汁機打
勻即可飲用。

小黃瓜水梨汁

材料：

小黃瓜 2 根、水梨 1 顆
檸檬 1/2 顆、蜂蜜適量

做法：

1. 小黃瓜洗淨切成小塊。
2. 水梨洗淨去皮去籽切成小塊。
3. 將全部材料放入果汁機打勻即可飲用。

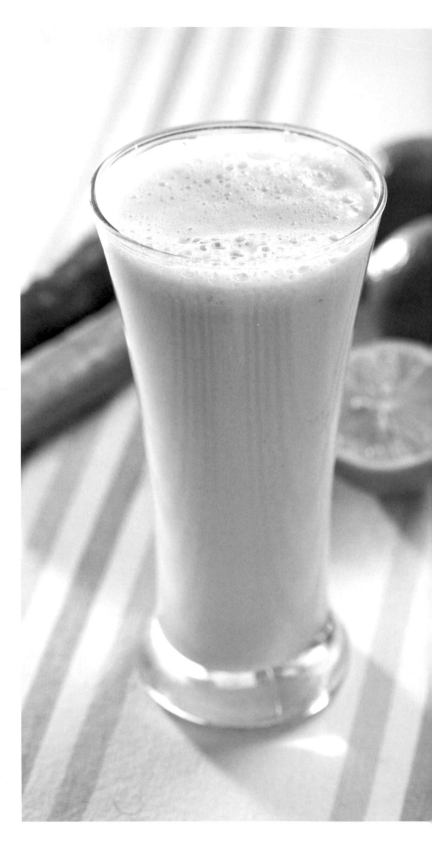

Plus

● 小黃瓜蘋果汁

材料：
小黃瓜 2 根、蘋果 1/2 顆、檸檬 1/2 顆
開水 180ml

做法：
小黃瓜洗淨切小塊；蘋果去皮去籽切成小塊；檸檬切開用壓汁器壓汁；將全部材料放入果汁機打勻即可飲用。

● 小黃瓜水果汁

材料：
小黃瓜 1 根、蘋果 1 顆、柳橙 1 顆
開水 50ml

做法：
小黃瓜洗淨切小塊；蘋果去皮去籽切成小塊；柳橙切開用壓汁器壓汁；將全部材料放入果汁機打勻即可飲用。

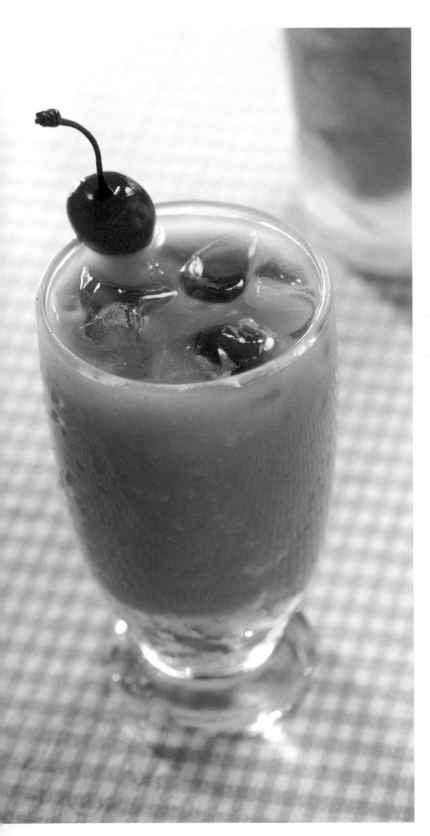

小黃瓜番茄汁

材料：

小黃瓜 1 根、番茄 1 顆
蜂蜜適量、開水 150ml

做法：

1. 小黃瓜洗淨切成小塊。
2. 番茄洗淨去蒂切成小塊。
3. 將全部材料放入果汁機打勻即可飲用。

Plus

●小黃瓜胡蘿蔔汁

材料：
小黃瓜 1 根、胡蘿蔔 1/2 根
柳橙 1/2 顆、開水 50ml

做法：
胡蘿蔔去皮切小塊，用榨汁機榨汁；小黃瓜洗淨切小塊；柳橙切開用壓汁器壓汁；將全部材料放入果汁機打勻即可飲用。

●小黃瓜蔬菜汁

材料：
奇異果 2 顆、高麗菜 100 克
小黃瓜 1 根、冷開水 50ml

做法：
奇異果切半挖出果肉；高麗菜洗淨切成小塊，用榨汁機榨汁；小黃瓜洗淨切成小塊；將全部材料放入果汁機打勻即可飲用。

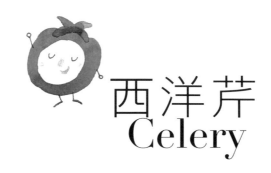

西洋芹
Celery

1 營養 In
含有蛋白質、胡蘿蔔素、脂肪、維生素 B1、B2、C、醣類、胺基酸、礦物質（鉀、鈣、鐵）等營養素。

2 健康 UP
可幫助鎮定神經，所含的纖維質與低熱量能幫助促進體內廢物排泄、降低膽固醇、預防便祕、利尿消腫，也有助預防癌症、高血壓，還能補充流失的鈣質，預防貧血。

3 產期
每年 7 ～ 11 月。

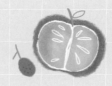

西洋芹適合儲藏溫度為 0 至 5℃，相對濕度 98% 以上佳，否則容易導致葉黃。選購後可利用白報紙、不織布、打孔之塑膠袋包裹，以維持濕度，放置於冰箱中可達保鮮效果。
男性食用過多的芹菜會減少精子數量，所以對有計劃生育的男性，則不宜食用。

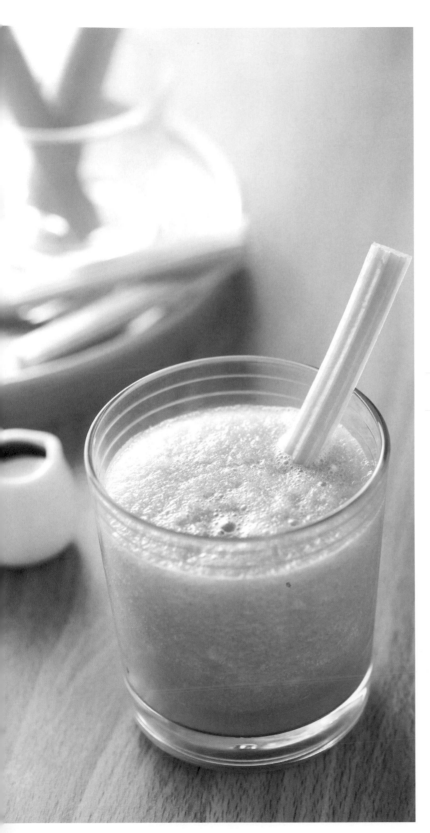

西洋芹菠菜汁

材料：

西洋芹 100 克、菠菜 80 克
胡蘿蔔 1 根、牛奶 150ml

做法：

1. 西洋芹、胡蘿蔔去皮切成小
   條，用榨汁機榨汁。
2. 菠菜洗淨切小段，用榨汁機
   榨汁。
3. 將全部材料放入果汁機打勻
   即可飲用。

Plus

● 西洋芹紅椒汁

材料：
西洋芹 100 克、紅甜椒 1/2 顆
蘋果 1/2 顆、蜂蜜適量

做法：
西洋芹去皮切成小條，用榨汁機榨汁；
紅甜椒洗淨去籽切小塊；蘋果去皮去
籽切成小塊；將全部材料放入果汁機
打勻即可飲用。

● 西洋芹蜂蜜汁

材料：
西洋芹 150 克、蜂蜜適量
開水 180ml

做法：
西洋芹去皮切成小條，用榨汁機榨汁；
將全部材料放入果汁機打勻即可飲用。

西洋芹苦瓜消脂汁

材料：

西洋芹 100 克、苦瓜 1/4 根
芭樂 1/4 顆、蜂蜜適量

做法：

1. 西洋芹去皮切小條，苦瓜洗淨去
   籽切小段，用榨汁機榨汁。
2. 芭樂洗淨切成小塊。
3. 將全部材料放果汁機打勻即可。

Plus

●西洋芹蔬果汁

材料：
西洋芹 150 克、番茄 1 顆
鳳梨 1/4 顆、檸檬 1/4 顆

做法：
西洋芹去皮切成小條，用榨汁機榨汁；
番茄洗淨去蒂切成小塊；鳳梨去皮切
成小塊；檸檬切開用壓汁器壓汁；將
全部材料放入果汁機打勻即可飲用。

●西洋芹胡蘿蔔蜜汁

材料：
西洋芹 30 克、蘋果 1 顆
胡蘿蔔 50 克、檸檬 1/3 顆

做法：
西洋芹去皮切小條，用榨汁機榨汁；
蘋果去皮去籽切小塊；胡蘿蔔去皮切
小段，用榨汁機榨汁；檸檬切開用壓
汁器壓汁；將全部材料放果汁機打勻
即可飲用。

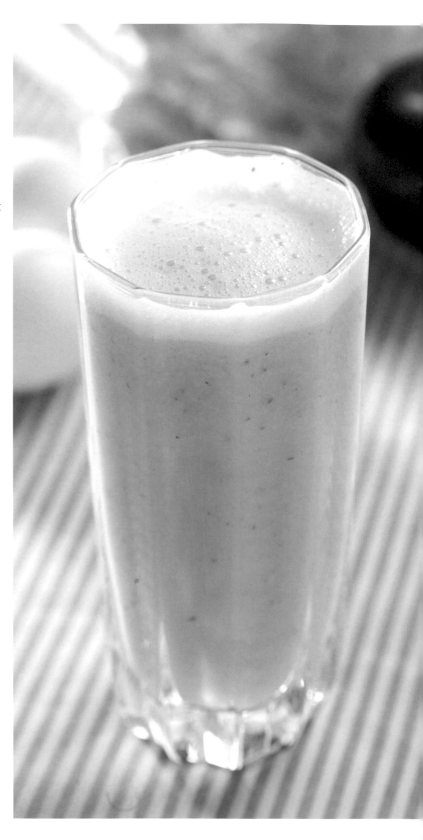

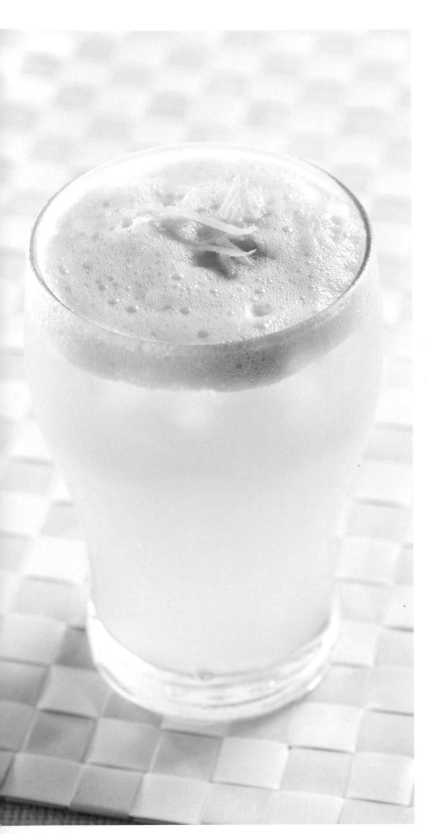

西洋芹可爾必思

材料：

可爾必思 120ml、冷開水 60ml

蘋果 1 顆、西洋芹 1 根

做法：

1. 蘋果去皮去籽切成小塊。
2. 西洋芹去皮切成小段，用榨汁機榨汁。
3. 將全部材料放入果汁機打勻即可飲用。

Plus

● 西洋芹鳳梨汁

材料：
西洋芹 100 克、鮮奶 180ml
鳳梨 150 克、蜂蜜適量

做法：
西洋芹去皮切成小條，用榨汁機榨汁；鳳梨去皮切成小塊；將全部材料放入果汁機打勻即可飲用。

● 西洋芹青梅汁

材料：
蘋果 1 顆、西洋芹 100 克
檸檬 1/2 顆、青梅約 80 克

做法：
蘋果去皮去籽切小塊；西洋芹洗淨切小段，用榨汁機榨汁；檸檬切開用壓汁器壓汁；青梅洗淨去籽；將全部材料放入果汁機打勻即可飲用。

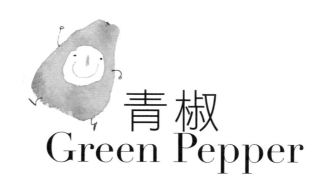

青椒
Green Pepper

1 營養 In
蛋白質、維生素 A、B、C、E、K、β-胡蘿蔔素、葉酸、泛酸、類黃酮、纖維素、礦物質（鎂、鋅、鈉、鉀、銅、鈣、鐵、磷、硒）等營養素。

2 健康 UP
可幫助增強身體抵抗力、防止中暑、促進復原力，還可促進新陳代謝，避免膽固醇附著於血管，預防動脈硬化、高血壓、糖尿病等症狀。能幫助強化指甲及滋養髮根，有助於造血。

3 產期
每年 1～5 月、10～12 月。

Tips

眼疾患者、食道炎、胃腸炎、胃潰瘍、哮喘、咽喉腫痛、痔瘡患者忌食。
含有植物鹼，會抑制關節修復，如有對茄科食物過敏的人或有關節炎、類風濕性關節炎患者，不宜食用。
具有增強抵抗力、刺激腦細胞新陳代謝之功能。

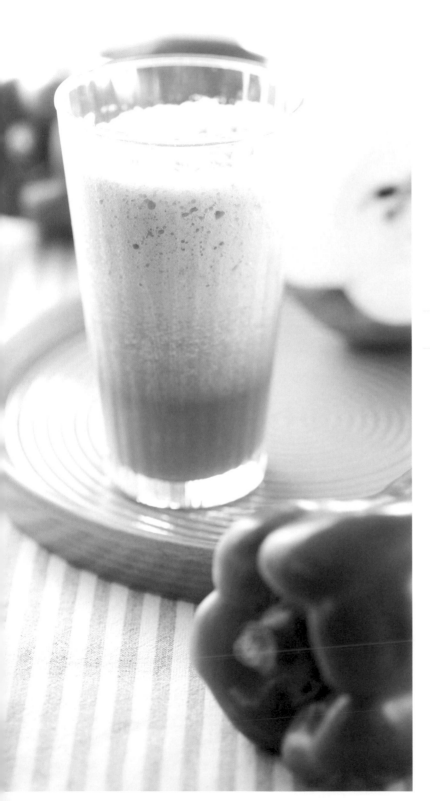

青椒蔬果汁

材料：

青椒 1 顆、洋梨 1/2 顆
水 160ml

做法：

1. 青椒洗淨切半去筋去籽。
2. 洋梨去皮去籽切成小塊。
3. 將全部材料放入果汁機打勻即可飲用。

Plus

●青椒鳳柚汁

材料：
葡萄柚 1/2 顆、冷開水 160ml
青椒 1 顆、鳳梨 120 克

做法：
青椒洗淨切半，去筋去籽；鳳梨去皮切成小塊；葡萄柚切開用壓汁器壓汁；將全部材料放入果汁機打勻即可飲用。

●青椒蘋果茄汁

材料：
青椒、蘋果、番茄各 1 顆、鹽少許

做法：
青椒洗淨切半，去筋去籽；蘋果去皮去籽，切成小塊；番茄洗淨去蒂，切成小塊；將全部材料放入果汁機打勻即可飲用。

青椒蔬菜混合汁

材料：

青椒 1 顆、芹菜 30 克
小松菜 1 束、檸檬 1/4 顆

做法：

1. 青椒洗淨切半去筋去籽。
2. 小松菜、芹菜洗淨切成小段，
   用榨汁機榨汁。
3. 檸檬切開用壓汁器壓汁。
4. 將全部材料放入果汁機打勻
   即可飲用。即可飲用。

Plus

● **青椒蘿蔔汁**

材料：
青椒 1 顆、檸檬 1 顆、蘿蔔 50 克
柚子 1/2 顆

做法：
檸檬切開用壓汁器壓汁；青椒洗淨切
半去筋去籽；蘿蔔洗淨切小段，柚子
去皮去籽切小塊，用榨汁機榨汁；將
全部材料放入果汁機打勻即可飲用。

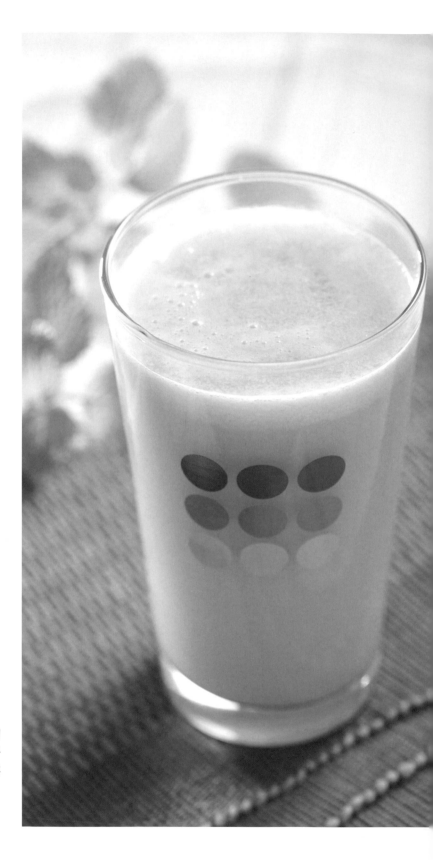

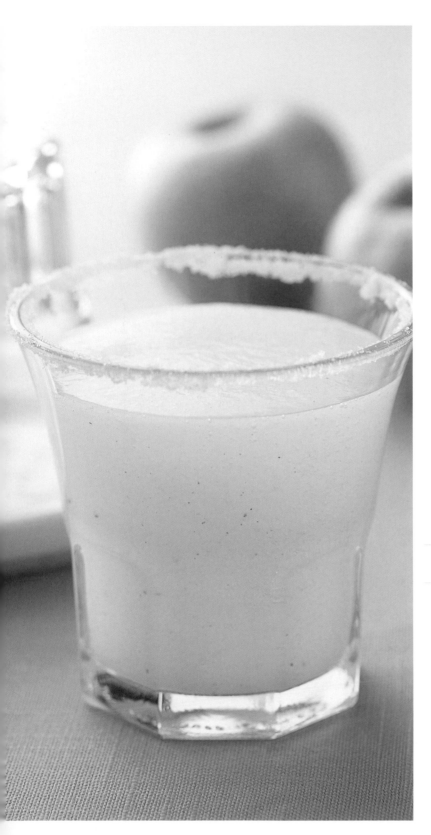

青椒紫蘇牛奶

材料：

青椒 1 顆、蘋果 20 克
青紫蘇 4 片、檸檬 1/4 顆

做法：

1. 青椒洗淨切半去筋去籽。
2. 蘋果去皮去籽切成小塊。
3. 檸檬切開用壓汁器壓汁。
4. 將全部材料放入果汁機打勻即可飲用。

Plus

● 青椒高麗菜汁

材料：

高麗菜 35 克、青椒 50 克
鳳梨 50 克、冷開水 80ml

做法：

高麗菜洗淨切成小段，用榨汁機榨汁；青椒洗淨切半去筋去籽；鳳梨去皮切成小塊；將全部材料放入果汁機打勻即可飲用。

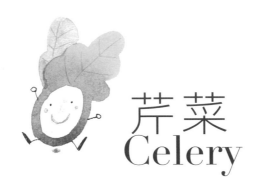

芹菜
Celery

1 營養 In 含蛋白質、類胡蘿蔔素、粗纖維、維生素 C、B 群、礦物質（鐵、磷、鈣等）等營養素。

2 健康 UP 有助平肝清熱、祛風利濕、利尿消腫。還能幫助淨血調經、補充因經血流失的鐵質。並有助健腦鎮靜、安定情緒、消除煩躁、防止中暑。幫助增強免疫力。

3 產期 每年 7 ～ 11 月。

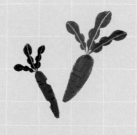

Tips

脾胃虛寒、血壓偏低者、婚育期男士應少吃芹菜。

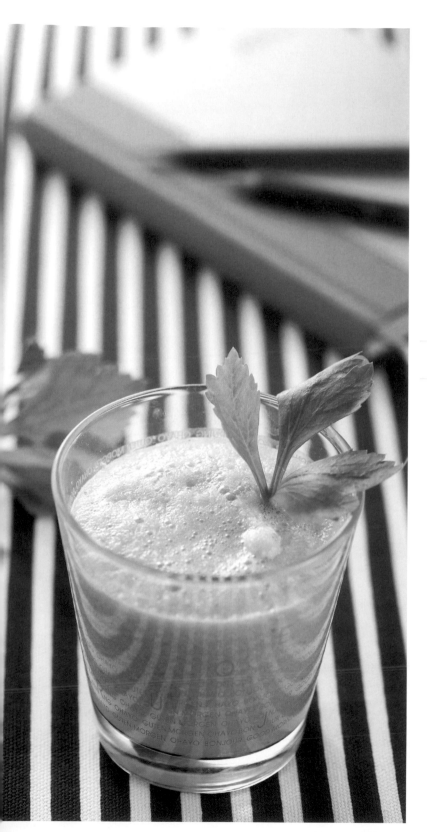

芹菜蜂蜜汁

材料：

芹菜 120 克、蜂蜜適量
開水 100ml

做法：

1. 芹菜洗淨切成小段，用榨汁機榨汁。
2. 將全部材料放入果汁機打勻即可飲用。

Plus

●芹菜蔬果汁

材料：
芹菜 100 克、胡蘿蔔 50 克
蜂蜜適量、冷開水 100ml

做法：
芹菜洗淨切成小段，用榨汁機榨汁；胡蘿蔔去皮洗淨切成小段，用榨汁機榨汁；將全部材料放入果汁機打勻即可飲用。

●芹菜楊桃蔬果汁

材料：
芹菜 30 克、楊桃 1/2 顆
葡萄 (綠)10 粒、水 180ml

做法：
芹菜洗淨切小段，用榨汁機榨汁；楊桃洗淨去邊切小塊；葡萄洗淨去籽；將全部材料放果汁機打勻即可飲用。

芹菜檸檬蜜汁

材料：

芹菜 80 克、生菜 40 克
檸檬 1 顆、蜂蜜適量

做法：

1. 芹菜、生菜洗淨切成小段，
   用榨汁機榨汁。
2. 檸檬切開用壓汁器壓汁。
3. 將全部材料放果汁機打勻即
   可飲用。

Plus

● 芹菜番茄汁

材料：

芹菜 50 克、大番茄 1 顆
冷開水 200ml、檸檬 1/4 顆

做法：

芹菜洗淨切成小段，用榨汁機榨汁；
大番茄去蒂洗淨切成小塊；檸檬切開
用壓汁器壓汁；將全部材料放入果汁
機打勻即可飲用。

● 芹菜蘋果汁

材料：

芹菜 30 克、蘋果 1/4 顆、水 150ml

做法：

芹菜洗淨切成小段，用榨汁機榨汁；
蘋果去皮去籽切成小塊；將全部材料
放入果汁機打勻即可飲用。

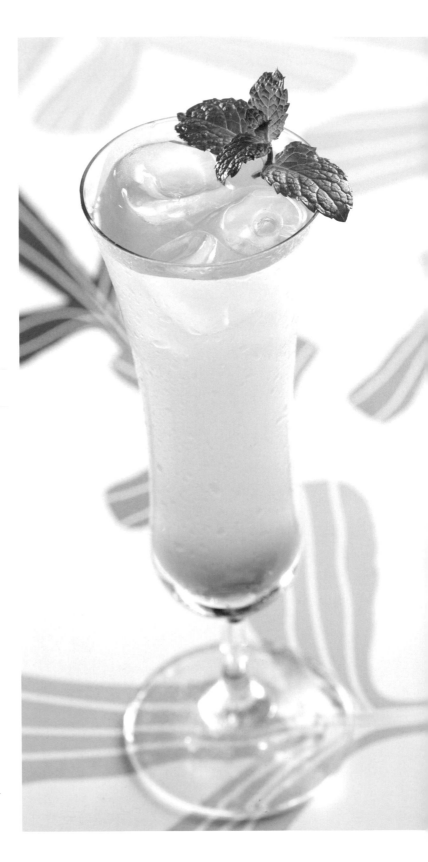

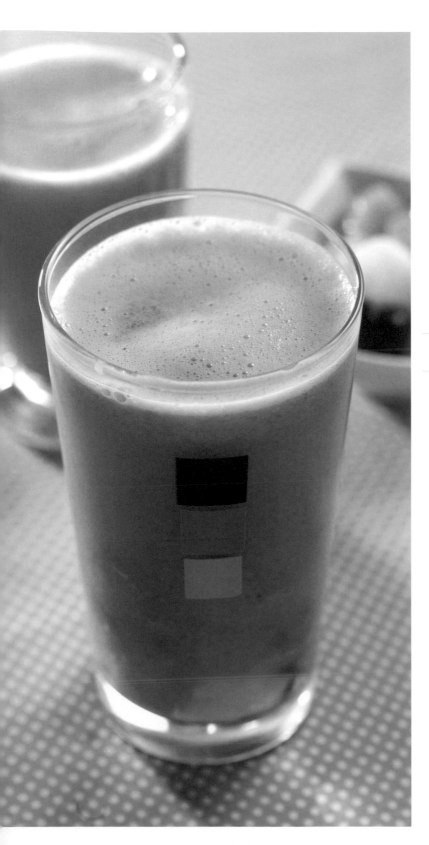

芹菜胡蘿蔔汁

材料：

芹菜 100 克、蘋果 1 顆
胡蘿蔔 1 根

做法：

1. 芹菜、胡蘿蔔去皮洗淨切成小塊，用榨汁機榨汁。
2. 蘋果去皮去籽切成小塊。
3. 將全部材料放入果汁機打勻即可飲用。

Plus

●芹菜香瓜汁

材料：
芹菜 200 克、蛋黃 1 粒
檸檬 1/4 顆、香瓜 1 顆

做法：
芹菜洗淨切成小段，用榨汁機榨汁。檸檬切開用壓汁器壓汁。香瓜去皮去籽切成小塊。將全部材料放入果汁機打勻即可。

●芹菜蘋果紅椒汁

材料：
芹菜 50 克、蘋果 1/2 顆
紅甜椒 1/2 顆、蜂蜜適量

做法：
芹菜洗淨切成小段，用榨汁機榨汁。蘋果去皮去籽切成小塊；紅甜椒洗淨去籽切成小塊；將全部材料放入果汁機打勻即可飲用。

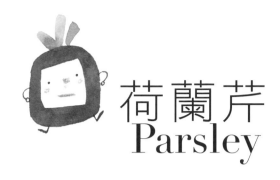

荷蘭芹
Parsley

1 營養 In	含維生素 A、C、E、礦物質（碘、鐵、鈣）等營養素。	
2 健康 UP	可以幫助消化、利尿，亦可助清血脂、降血壓；緩解風濕疼痛、神經痛，有助產後子宮復原；其葉子的汁液可助護膚、養髮。	
3 產期	全年均有。	

Tips

　　也稱作千寶菜，屬油菜科，原產日本東京的小松川村而得名，生長在嚴寒的北海道，因耐嚴寒，所以其維生素 C 的含量比一般蔬菜更為豐富。

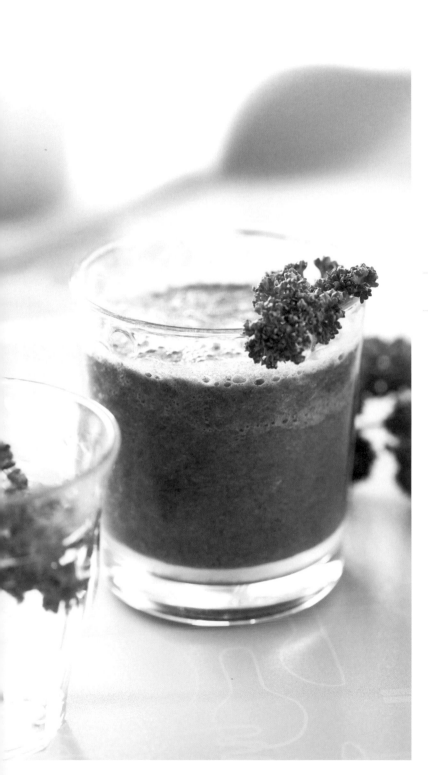

荷蘭芹柳橙汁

材料：

荷蘭芹 30 克、柳橙 1 顆
檸檬 1/4 顆、蜂蜜適量

做法：

1. 荷蘭芹洗淨切成小段。柳橙、
   檸檬切開，用壓汁器壓汁。
2. 將全部材料放入果汁機打勻
   即可飲用。

Plus

● 荷蘭芹木瓜汁

材料：
荷蘭芹 20 克、木瓜 1/3 顆
牛奶 180ml

做法：
荷蘭芹洗淨切成小段；木瓜去皮去籽
切成小塊；將全部材料放入果汁機打
勻即可飲用。

● 荷蘭芹南瓜汁

材料：
荷蘭芹 30 克、南瓜 60 克
牛奶 180ml、蜂蜜適量

做法：
荷蘭芹洗淨切成小段；南瓜去籽去
囊，切成一口大小塊，放入耐熱容器
蓋上保鮮膜，放入微波爐加熱 1 分半
左右讓它變軟，冷卻後去皮；將全部
材料放入果汁機打勻即可飲用。

荷蘭芹鳳梨汁

材料：
荷蘭芹 30 克、鳳梨 100 克
水 120ml

做法：

1. 荷蘭芹洗淨切成小段。
2. 鳳梨去皮切成小塊。
3. 將全部材料放入果汁機打勻即可飲用。

Plus

● 荷蘭芹桃子牛奶

材料：
荷蘭芹 30 克、白桃 (罐頭)2 片
牛奶 180 ml

做法：
荷蘭芹洗淨切成小段；將全部材料放入果汁機打勻即可飲用。

● 荷蘭芹檸檬汁

材料：
荷蘭芹 60 克、檸檬 1/2 顆
水 120ml、蜂蜜適量

做法：
荷蘭芹洗淨切成小段；檸檬切開用壓汁器壓汁；將全部材料放入果汁機打勻即可飲用。

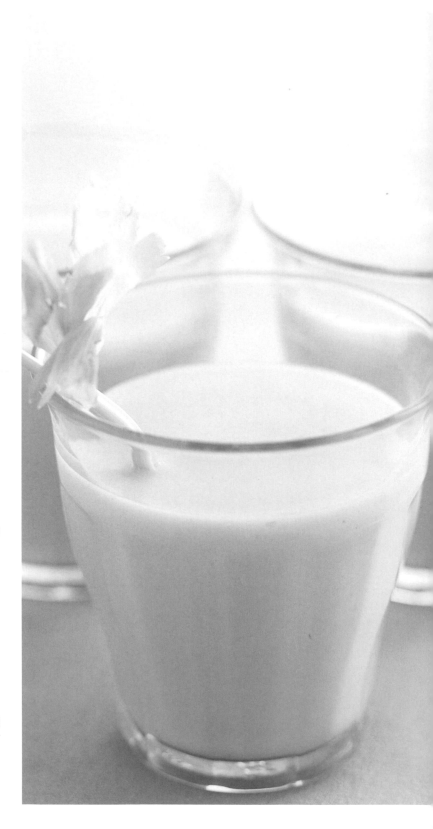

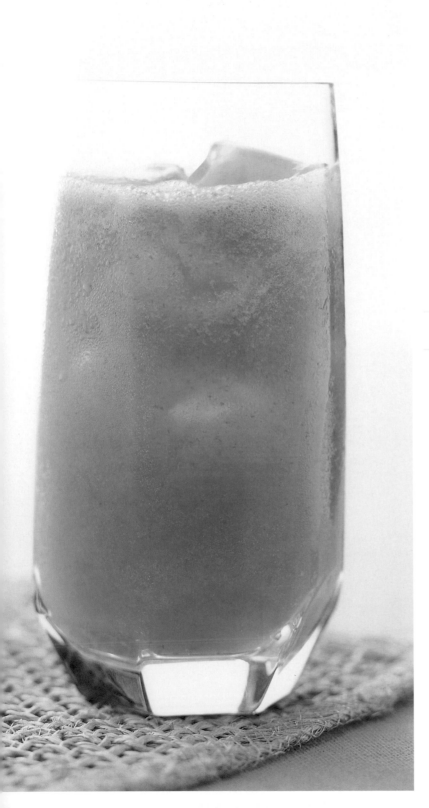

荷蘭芹紅蘿蔔汁

材料：

荷蘭芹 1/2 根、胡蘿蔔 1/2 根
高麗菜 80 克、菠菜 2 束

做法：

1. 菠菜、高麗菜洗淨，胡蘿蔔去皮切成小段，用榨汁機榨汁。
2. 荷蘭芹洗淨切成小段。
3. 將全部材料放入果汁機打勻即可飲用。

Plus

● 荷蘭芹蘆薈汁

材料：
荷蘭芹 60 克、蘆薈 60 克
葡萄（綠）12 粒

做法：
荷蘭芹洗淨切小段；蘆薈去葉皮取出葉肉，切小塊；葡萄洗淨去籽；將全部材料放果汁機打勻即可飲用。

● 荷蘭芹蔬果汁

材料：
哈密瓜 150 克、小松菜 100 克
荷蘭芹 1/4 束、檸檬 1/4 顆

做法：
哈密瓜去皮去籽切成小塊；荷蘭芹、小松菜洗淨切成小段，用榨汁機榨汁；將全部材料放入果汁機打勻即可飲用。

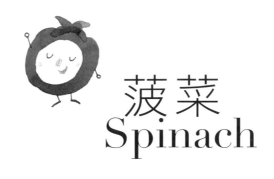

菠菜
Spinach

1 營養 In　含蛋白質、醣類、膳食纖維、維生素 A、B、C、K、類胡蘿蔔素、礦物質（鐵、磷、鈣、鎂、鉀）等營養素

2 健康 UP　可幫助改善貧血、也有益胎兒腦部發育、還能幫助預防胎兒神經管的缺陷、延緩細胞老化、抑制腫瘤細胞形成、保護眼睛、預防口角炎，有助維持血糖穩定，對第 2 型糖尿病患者有益。

3 產期　全年均有。

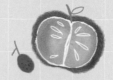

Tips

腸胃虛寒、腎炎、腎結石患者不宜食用。菠菜含草酸較多，有礙人體對鈣的吸收。

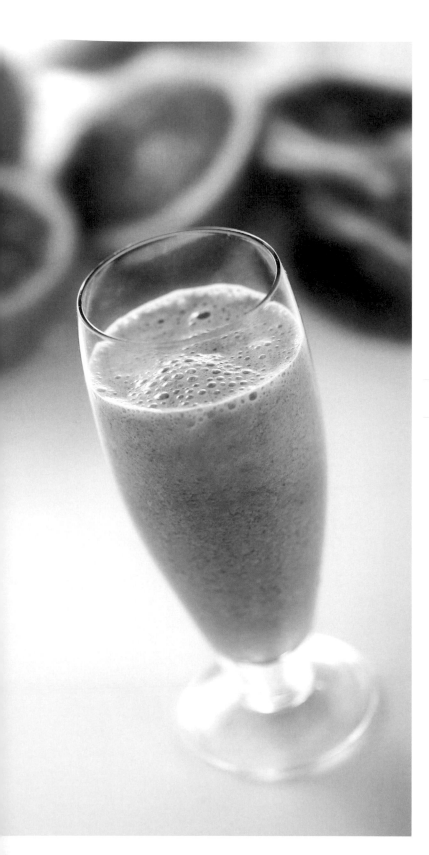

菠菜蔬果汁

材料：

菠菜 1 束、洋梨 1/6 顆

綠紫蘇 2 片、檸檬 1/4 顆

做法：

1. 菠菜洗淨切成小段，用榨汁機榨汁。
2. 洋梨去皮去核切成小塊。
3. 檸檬切開用壓汁器壓汁。
4. 將全部材料放入果汁機打勻即可飲用。

Plus

● 菠菜黑芝麻牛奶

材料：

菠菜 1 束、黑芝麻粉 1 大匙

牛奶 200ml、蜂蜜適量

做法：

菠菜洗淨切小段，用榨汁機榨汁；將全部材料放果汁機打勻即可飲用。

● 菠菜水果汁

材料：

菠菜 1 束、鳳梨 1/4 顆、木瓜 1/4 顆

蘋果 1 顆

做法：

菠菜洗淨切小段，用榨汁機榨汁；鳳梨去皮切成小塊；木瓜、蘋果去皮去籽切成小塊；將全部材料放果汁機打勻即可飲用。

菠菜香蕉汁

材料：

菠菜 3 束、芹菜 200 公克
香蕉 1/2 根、檸檬 1/4 顆

做法：

1. 菠菜、芹菜洗淨切成小段，
   用榨汁機榨汁。
2. 香蕉去皮切成小塊。
3. 檸檬切開用壓汁器壓汁。
4. 將全部材料放入果汁機打勻
   即可飲用。

Plus

● 菠菜蘋果牛奶

材料：
菠菜 100 克、蘋果 1 顆
牛奶 150ml、檸檬 1/4 顆

做法：
菠菜洗淨切成小段，用榨汁機榨汁；
蘋果去皮去籽切成小塊；檸檬切開用
壓汁器壓汁。

● 菠菜荔枝汁

材料：
菠菜 1 束、荔枝 10 粒、冷開水 30ml

做法：
菠菜洗淨切成小段，用榨汁機榨汁；
荔枝洗淨去皮去籽；將全部材料放入
果汁機打勻即可飲用。

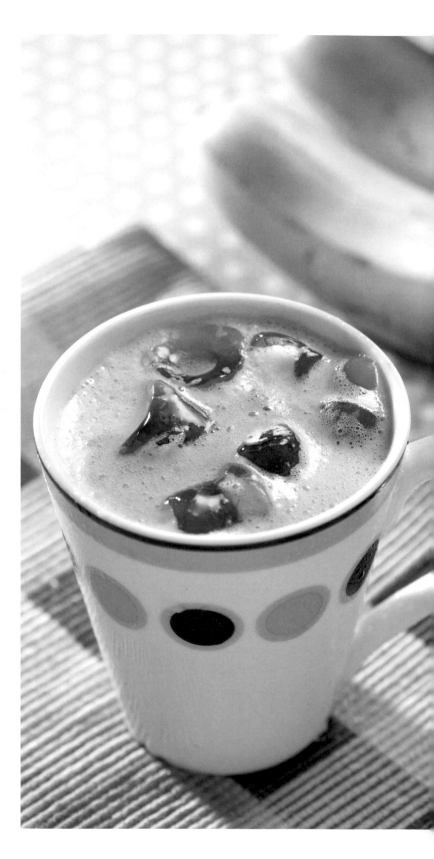

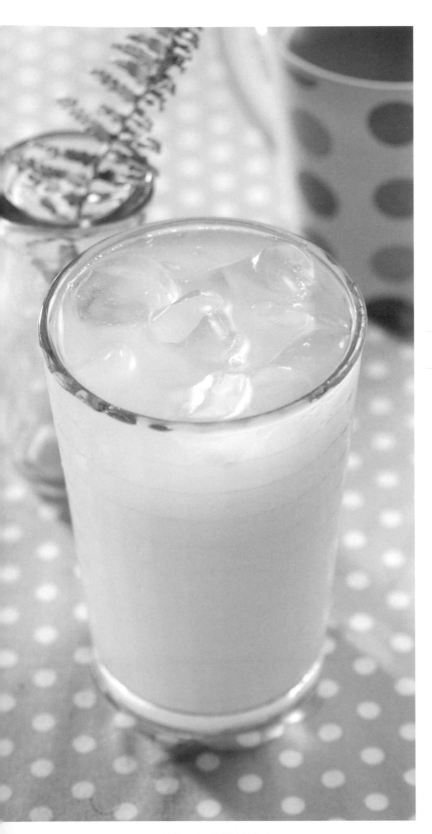

菠菜柳丁汁

材料：

菠菜 1 束、柳丁 1 顆
蘋果 1/2 顆、檸檬 1/4 顆

做法：

1. 菠菜洗淨切小段，用榨汁機榨汁。

2. 柳丁、檸檬切開用壓汁器壓汁。

3. 蘋果去皮去籽切成小塊。將全部材料放果汁機打勻即可。

Plus

●菠菜胡蘿蔔牛奶

材料：
菠菜 1 束、胡蘿蔔 1/2 根
鮮奶 150ml、蜂蜜適量

做法：
菠菜洗淨切小段，用榨汁機榨汁；胡蘿蔔去皮切成小段，用榨汁機榨汁；將全部材料放果汁機打勻即可飲用。

●菠菜奇異果汁

材料：
菠菜 3 束、高麗菜 100 克
奇異果 1 顆、檸檬 1/4 顆

做法：
菠菜洗淨切成小段，用榨汁機榨汁；高麗菜洗淨切小段，用榨汁機榨汁；奇異果切半挖出果肉；檸檬切開用壓汁器壓汁；將全部材料放果汁機打勻即可飲用。

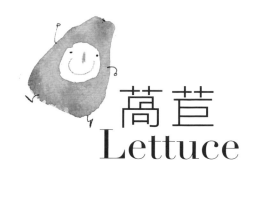

萵苣
Lettuce

1 營養 In	含維生素 A、B、C、蛋白質、脂質、醣質、纖維素、葉酸、β-胡蘿蔔素、礦物質（鈣、磷、鐵、鎂、鉀、矽、硫）等營養素。
2 健康 UP	有助利尿、涼血、止血、清熱生津、通乳，對促進新陳代謝也有幫助。萵苣葉的營養成分比莖部高，很適合生長發育的兒童食用，對換牙、長牙都有幫助。並能幫助預防兒童貧血，增進食欲。
3 產期	每年 1 ～ 2 月、11 ～ 12 月。

鉀含量較高，腎臟病患要避免生食萵苣，也不要飲用菜湯或菜汁。

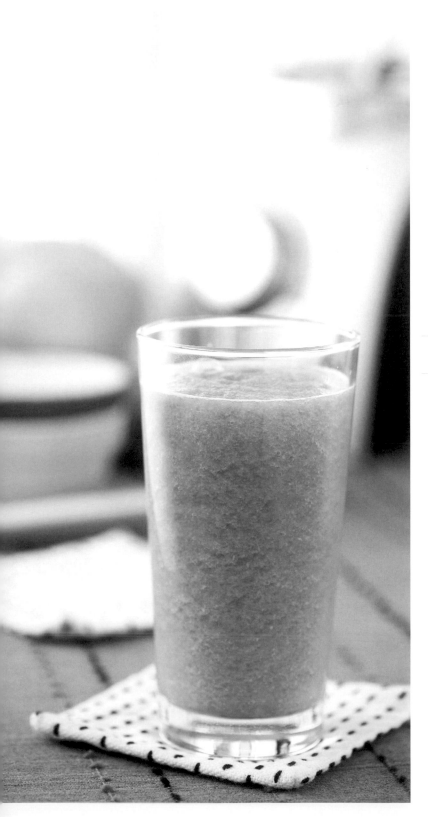

萵苣蔬菜汁

材料：

萵苣 150 公克、鳳梨 100 公克
蘋果 1/2 顆、腰果 1 茶匙

做法：

1. 萵苣洗淨剝小片，用榨汁機榨汁。
2. 鳳梨、蘋果去籽去皮切小塊。
3. 將全部材料放入果汁機打勻即可飲用。

Plus

● 萵苣芹菜汁

材料：
萵苣 200 克、芹菜 1 根
冷開水 100ml

做法：
萵苣洗淨剝小片，用榨汁機榨汁；芹菜洗淨切成小段，用榨汁機榨汁；將全部材料放入果汁機打勻即可飲用。

● 萵苣西洋芹汁

材料：
萵苣 100 克、西洋芹 1 根
蘋果 1/2 顆、冷開水 150 ml

做法：
萵苣洗淨剝小片，用榨汁機榨汁；西洋芹去皮切成小段，用榨汁機榨汁；蘋果去皮去籽切成小塊；將全部材料放入果汁機打勻即可飲用。

萵苣柳丁汁

材料：

萵苣 100 克、柳丁 1/2 顆
冷開水 50ml、檸檬 1/4 顆

做法：

1. 萵苣洗淨剝小片，用榨汁機榨汁。
2. 柳丁、檸檬切開用壓汁器壓汁。
3. 將全部材料放果汁機打勻即可。

Plus

● 萵苣葡萄汁

材料：
萵苣 100 克、葡萄 12 粒
西洋芹 100 克、蜂蜜適量

做法：
萵苣洗淨剝小片，用榨汁機榨汁；葡萄洗淨去籽；西洋芹去皮切成小段，用榨汁機榨汁；將全部材料放入果汁機打勻即可飲用。

● 萵苣蔬果汁

材料：
萵苣 100 克、蘋果 1/4 顆
鳳梨 100 克、檸檬 1/2 顆

做法：
萵苣洗淨剝小片，用榨汁機榨汁；蘋果去皮去籽切成小塊；鳳梨去皮切成小塊；檸檬切開用壓汁器壓汁；將全部材料放入果汁機打勻即可飲用。

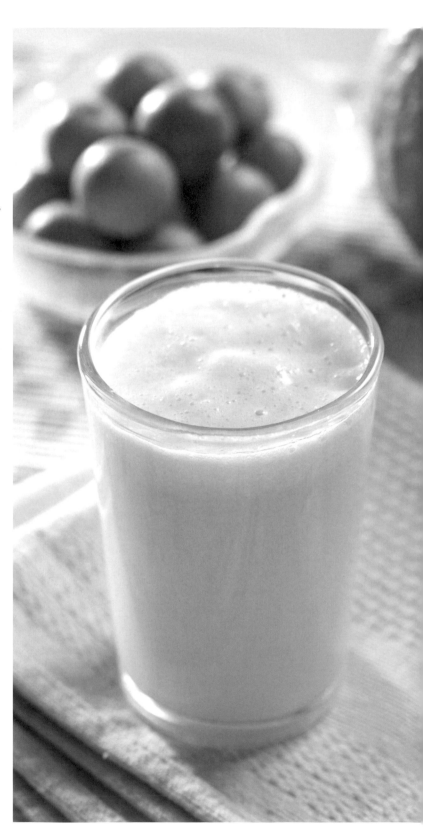

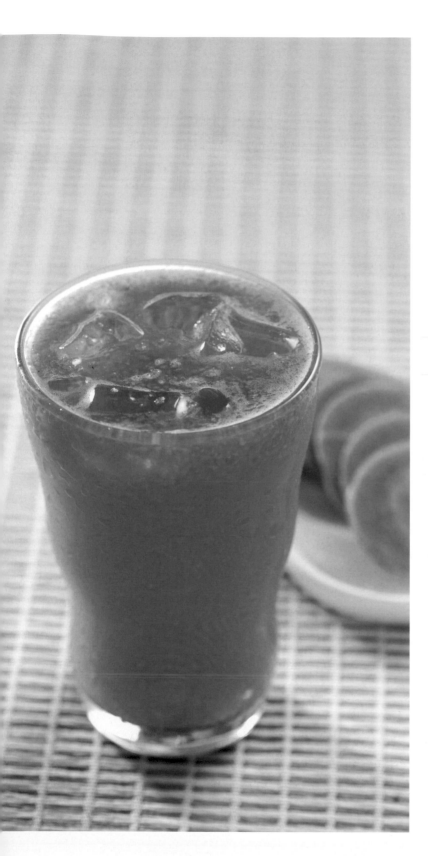

萵苣胡蘿蔔汁

材料：

萵苣 100 克、胡蘿蔔 1 根
蘋果 1/2 顆、檸檬 1/4 顆

做法：

1. 萵苣洗淨剝小片胡蘿蔔去皮切小段，用榨汁機榨汁。
2. 蘋果去皮去籽切成小塊。
3. 檸檬切開用壓汁器壓汁。
4. 將全部材料放果汁機打勻即可。

Plus

● 紫萵苣鳳梨蔬果汁

材料：
紫萵苣 150 克、鳳梨 150 克
芹菜 30 克、胡蘿蔔 1 根

做法：
鳳梨去皮切小塊；紫萵苣、芹菜洗淨切小段，用榨汁機榨汁胡蘿蔔去皮切成小條，用榨汁機榨汁；將全部材料放入果汁機打勻即可飲用。

● 萵苣葡萄柚蔬果汁

材料：
葡萄柚 1 顆、萵苣 50 克
芹菜 29 克、蘋果 1/4 顆

做法：
葡萄柚切開，用壓汁器壓汁；萵苣、芹菜洗淨切小段，用榨汁機榨汁；蘋果去皮去籽切成小塊；將全部材料放入果汁機打勻即可飲用。

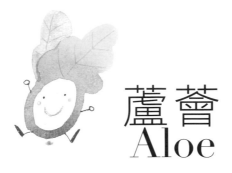

蘆薈
Aloe

1 營養 In　含維生素 A、B、C、E、膠質、多醣體、礦物質（鋅、鐵、鎂、鈉、錳、鈣）等營養素。

2 健康 UP　有助提高免疫力、促進傷口癒合、對抗病毒感染，還可助清肝、降低膽固醇、幫助排便、解毒消炎、美化肌膚等。

3 產期　全年均有。

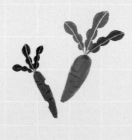

Tips

脾胃虛寒常腹瀉者少吃、孕婦禁用。

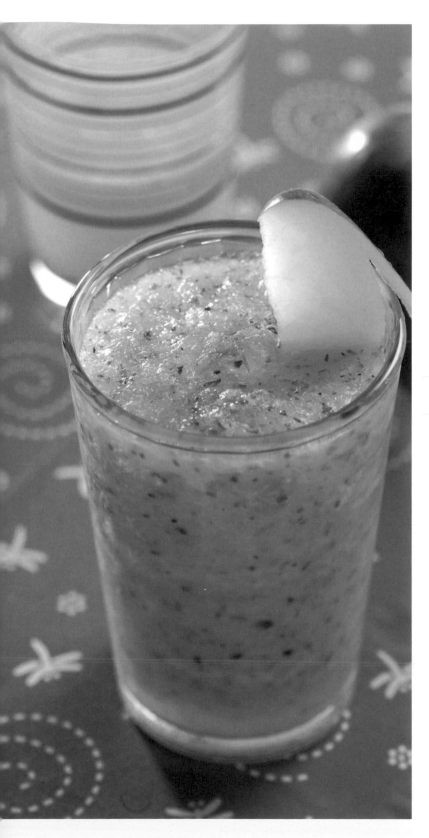

蘆薈蘋果汁

材料：

蘋果 1 顆、蘆薈 20 克
蜂蜜適量、冰開水 120ml

做法：

1. 蘋果去皮去籽切成小塊。
2. 蘆薈去葉皮取出葉肉，切成小塊。
3. 將全部材料放入果汁機打勻即可飲用。

Plus

● 蘆薈西瓜汁

材料：
蘆薈 50 克、西瓜 500 克
開水 80ml

做法：
西瓜去皮切成小塊；蘆薈去葉皮取出葉肉，切成小塊；將全部材料放入果汁機打勻即可飲用。

● 蘆薈柳橙蔬果汁

材料：
蘆薈 80 克、柳橙 3 顆

做法：
蘆薈去葉皮取出葉肉，切成小塊；柳橙切開用壓汁器壓汁；將全部材料放入果汁機打勻即可飲用。

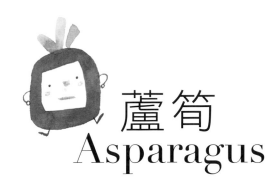

蘆筍
Asparagus

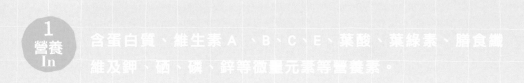

1 營養 In 含蛋白質、維生素 A、B、C、E、葉酸、葉綠素、膳食纖維及鉀、硒、磷、鋅等微量元素等營養素。

2 健康 UP 蘆筍是很好的抗氧化食物，也是防癌聖品，可幫助消除疲勞、增強身體機能、提升免疫力，也可促進排泄。

3 產期 盛產期每年 3 ～ 6 月。

Tips

普林較高，痛風者忌食。

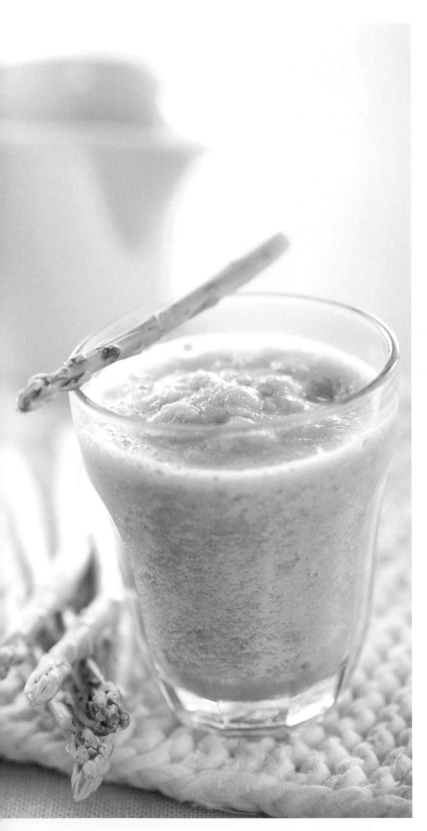

蘆筍西洋芹汁

材料：

蘆筍 3 根、蘋果 1 顆、青椒 1/2 顆
西洋芹 50 克、苦瓜 1/2 根

做法：

1. 蘆筍、西洋芹洗淨切小段，用榨汁機榨汁。
2. 蘋果、青椒去皮去籽切成小塊。
3. 苦瓜洗淨去籽切成小塊，用榨汁機榨汁。
4. 將全部材料放果汁機打勻即可。

Plus

● 蘆筍奇異果汁

材料：
蘆筍 5 根、奇異果 1 顆、蘋果 1/2 顆
檸檬 1/4 顆

做法：
將蘆筍洗淨切小段用榨汁機榨汁；奇異果切半挖出果肉；蘋果去皮去籽切小塊；檸檬切開用壓汁器壓汁；將全部材料放果汁機打勻即可飲用。

● 蘆筍檸檬生菜汁

材料：
蘆筍 3 根、檸檬 1 顆、生菜 100 克
冰塊適量

做法：
蘆筍洗淨切成小段，用榨汁機榨汁；檸檬切開用壓汁器壓汁；生菜洗淨切成小片；將全部材料放入果汁機打勻即可飲用。

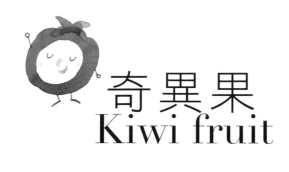

奇異果
Kiwi fruit

1 營養 In　含有醣類、蛋白質、維他命 C、A、E、纖維素、葉酸、類胡蘿蔔素、黃體素、礦物質（磷、鈣、鉀、鎂、碘等）、硫酸素等豐富營養。

2 健康 UP　奇異果鮮果汁液可幫助降低血脂，預防心血管疾病，促使血液順暢、防治尿路結石與癌症等，亦有助保護視力。幫助增強人體對食物的吸收力，也有助鎮靜，能逐漸改善睡眠品質不好的狀況。

3 產期　主要為紐西蘭或美國進口，全年均買得到。

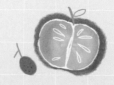

Tips

貧血、月經過多或有先兆性流產的人少吃、經常腹瀉者、腎功能衰竭、尿毒或洗腎者均不宜食用。

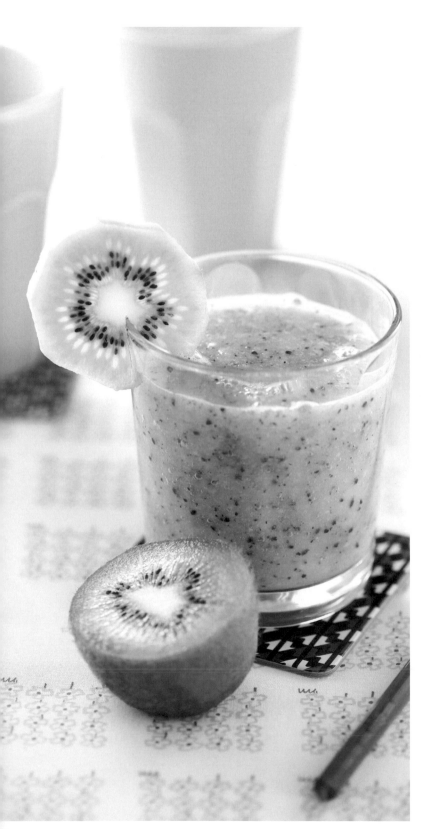

奇異果水芹蔬果汁

材料：

奇異果 1 顆、水芹 2 根
蜂蜜適量、水 180ml

做法：

1. 奇異果切半挖出果肉。
2. 水芹洗淨切成小塊。
3. 將全部材料放入果汁機打勻即可飲用。

Plus

● 奇異果水梨汁

材料：
奇異果 1 顆、水梨 1/2 顆
冷開水 50ml、檸檬 1/4 顆

做法：
奇異果切半挖出果肉；水梨去皮切小塊；檸檬切開用壓汁器壓汁；將全部材料放入果汁機打勻即可飲用。

● 奇異果柳橙汁

材料：
奇異果 1 顆、柳橙 60 克、蜂蜜適量、涼開水 40ml

做法：
奇異果切半挖出果肉；柳橙切開用壓汁器壓汁；將全部材料放入果汁機打勻即可飲用。

奇異果牛奶汁

材料：
奇異果 2 顆、鳳梨 80 克
鮮奶 50ml、檸檬 1/4 顆

做法：

1. 奇異果切半挖出果肉。
2. 鳳梨去皮切成小塊。
3. 檸檬切開用壓汁器壓汁。
4. 將全部材料放入果汁機打勻即可飲用。

Plus

● 奇異果蜜桃鳳梨汁

材料：
奇異果 1 顆、水蜜桃 1 顆、鳳梨 50 克
優酪乳 180ml

做法：
奇異果切半挖出果肉；水蜜桃洗淨去
籽切成小塊；鳳梨去皮切成小塊；將
全部材料放入果汁機打勻即可飲用。

● 奇異果鳳梨汁

材料：
奇異果 2 顆、鳳梨 100 克
柳橙 1/2 顆、冰塊適量

做法：
奇異果切半挖出果肉；鳳梨去皮切成
小塊；柳橙切開用壓汁器壓汁；將全
部材料放入果汁機打勻即可飲用。

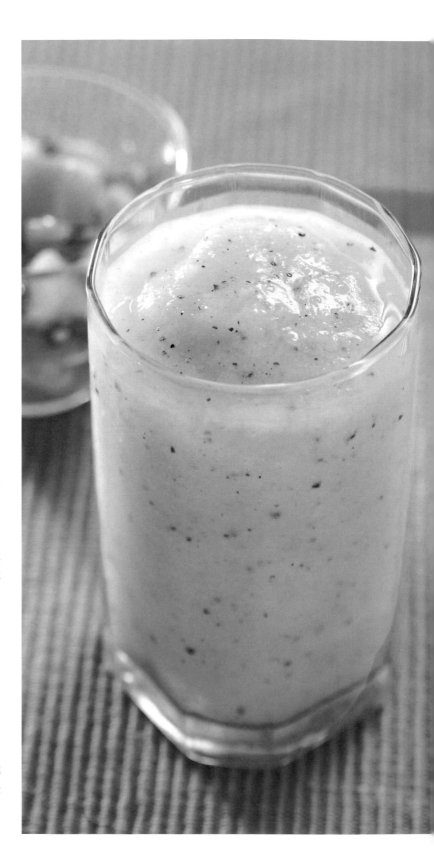

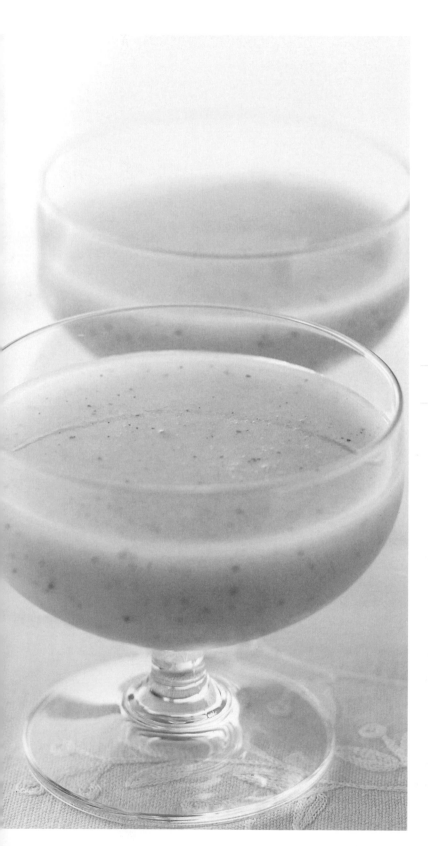

奇異檸檬柳橙汁

材料：

奇異果 1 顆、豆芽菜 100 克
檸檬 1/2 顆、柳橙 1 顆

做法：

1. 檸檬切半用榨汁機榨汁。
2. 豆芽菜洗淨。
3. 奇異果切半挖出果肉。
4. 柳橙切開用壓汁器壓汁。
5. 將全部材料放入果汁機打勻即可飲用。

Plus

●奇異果可爾必思汁

材料：
奇異果 2 顆、可爾必思 60ml
冷開水 100ml

做法：
奇異果切半挖出果肉；將全部材料放入果汁機打勻即可飲用。

●奇異胡蘿蔔汁

材料：
奇異果 2 顆、胡蘿蔔 100 克
檸檬 1/2 顆、冰塊適量

做法：
胡蘿蔔去皮洗淨切成小塊，用榨汁機榨汁；奇異果切半挖出果肉；檸檬切開用壓汁器壓汁；將全部材料放入果汁機打勻即可飲用。

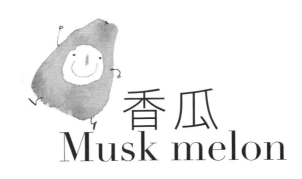

香瓜
Musk melon

1 營養 In
含維生素 A、B、C、葉酸、類胡蘿蔔素、纖維素、氨基酸、醣類、蛋白質、礦物質（鈣、鐵、磷、鉀、鈉、鎂、鋅）等營養素。

2 健康 UP
香瓜可幫助消暑熱、止渴清燥，利小便，消除口臭，所含的纖維素可促進腸胃蠕動，有助通便；豐富的維生素 C 可以幫助抗衰老；類胡蘿蔔素則可助預防白內障。

3 產期
每年 4 ~ 12 月。

有心臟病史、胃潰瘍者、氣喘、脾胃虛寒，濕熱體質者不適宜。

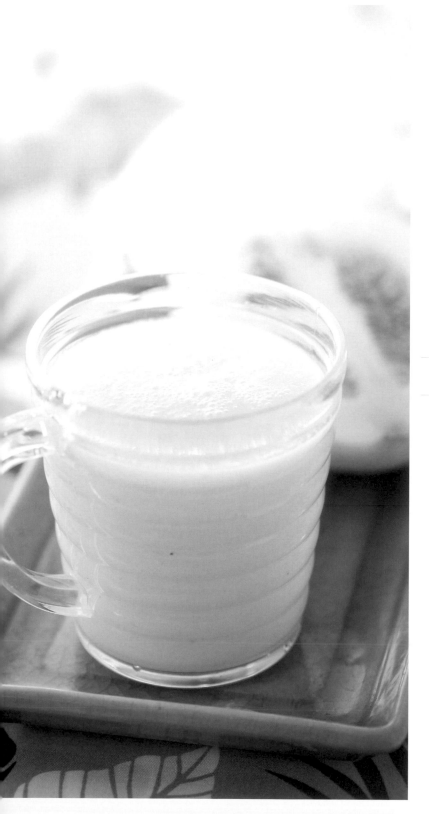

香瓜可爾必思

材料：

香瓜 1/2 顆、開水 100ml

可爾必思 100ml、檸檬 1/4 顆

做法：

1. 香瓜去皮去籽切成小塊。
2. 檸檬切開用壓汁器壓汁。
3. 將全部材料放入果汁機打勻即可飲用。

Plus

● 香瓜豆奶汁

材料：

香瓜 1 顆、豆奶 200ml、冷開水適量

做法：

香瓜去皮去籽切成小塊；將全部材料放入果汁機打勻即可飲用。

● 香瓜胡蘿蔔汁

材料：

香瓜 1 顆、胡蘿蔔 1 根、檸檬 1/4 顆蜂蜜適量

做法：

香瓜去皮去籽切成小塊；胡蘿蔔去皮切成小塊，用榨汁機榨汁；檸檬切開用壓汁器壓汁；將全部材料放入果汁機打勻即可飲用。

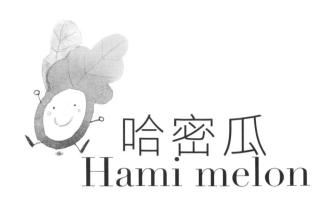

哈密瓜
Hami melon

1 營養 In　含蛋白質、維生素Ａ、Ｂ、Ｃ、葡萄糖、礦物質（鐵、磷、鈣、鈉、鎂、鉀）、類胡蘿蔔素等營養素。

2 健康 UP　對改善夏日引起的煩熱口渴、中暑、口鼻生瘡及除口臭都有很大的幫助。哈密瓜對造血機能有明顯的促進作用，對於貧血患者，可做為食療加以改善。

3 產期　每年 3 ～ 11 月。

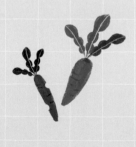

Tips

哈密瓜的鉀離子含量很高，對於腎臟衰竭以及洗腎患者不建議食用。有皮膚過敏、鼻過敏、支氣管炎、腸胃病、腳氣病、黃疸皆不宜食用。食用過量會引起色素沉澱造成皮膚變黃。含糖量高，建議糖尿病患者小心食用量。

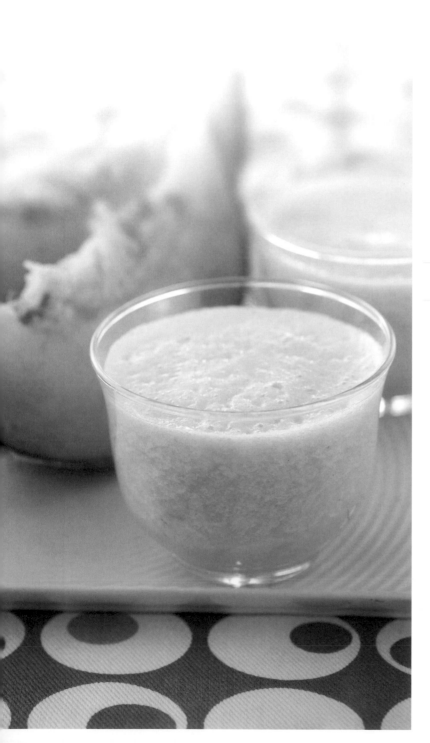

哈密瓜鳳梨汁

材料：

哈密瓜 200 克、鳳梨 100 克
冷開水 30ml、蜂蜜適量

做法：

1. 哈密瓜去皮去籽切成小塊。
2. 木瓜去皮去籽切成小塊。
3. 將全部材料放入果汁機打勻即可飲用。

Plus

● 哈密瓜檸檬汁

材料：
哈密瓜 200 克、柳丁 1 顆
冷開水 50ml、檸檬 1/2 顆

做法：
哈密瓜去皮去籽切成小塊；柳丁、檸檬切開，用壓汁器壓汁；將全部材料放入果汁機打勻即可飲用。

● 哈密瓜草莓牛奶

材料：
哈密瓜 100 克、草莓 4 粒
牛奶 180ml

做法：
哈密瓜去皮去籽切成小塊；草莓洗淨去蒂切成一半；將全部材料放入果汁機打勻即可飲用。

哈密瓜柳橙汁

材料：

哈密瓜 40 克、柳橙 1 顆
鮮奶 100ml、蜂蜜適量

做法：

1. 哈密瓜去皮去籽切成小塊。
2. 柳橙切開用壓汁器壓汁。
3. 將全部材料放入果汁機打勻即可飲用。

Plus

●哈密黃瓜荸薺汁

材料：
哈密瓜 200 克、小黃瓜 2 根
荸薺 160 克

做法：
哈密瓜去皮去籽切成小塊；黃瓜洗淨
切成小塊；荸薺洗淨去皮切成小塊；
將全部材料放果汁機打勻即可飲用。

●哈密瓜菠菜汁

材料：
哈密瓜 120 克、菠菜 80 克
蜂蜜適量、開水 150ml

做法：
哈密瓜去皮去籽切成小塊；鳳梨去皮
切成小塊；將全部材料放入果汁機打
勻即可飲用。

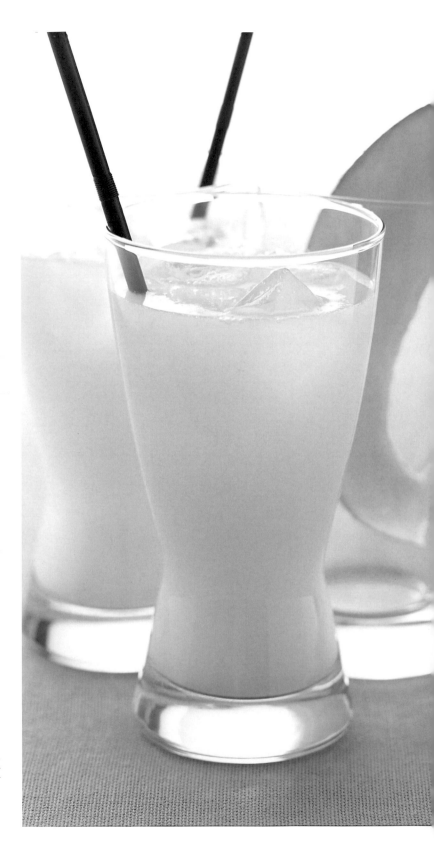

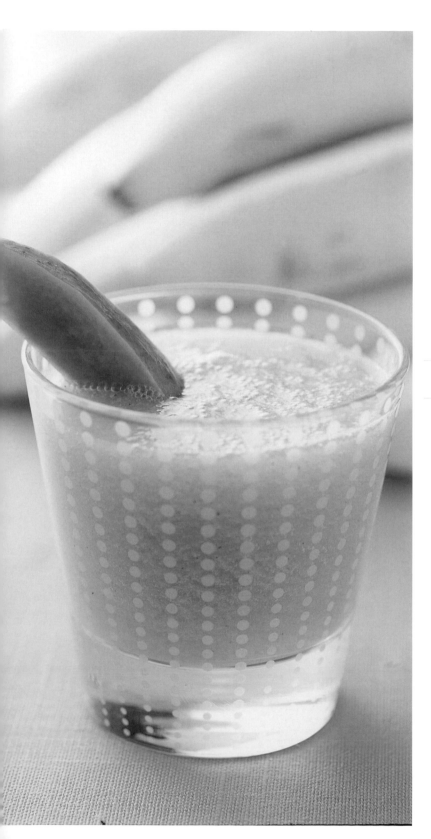

哈密瓜優酪乳

材料：

鮮奶 80ml、優酪乳 100ml
哈密瓜 120 克、冰塊適量

做法：

1. 哈密瓜去皮去籽切成小塊。
2. 將全部材料放入果汁機打勻即可飲用。

Plus

●哈密瓜木瓜優格

材料：
哈密瓜 100 克、木瓜 1/4 顆
優酪乳 100ml、果糖適量

做法：
哈密瓜去皮去籽切成小塊；木瓜去皮去籽切成小塊；將全部材料放入果汁機打勻即可飲用。

●哈密瓜豆漿

材料：
哈密瓜 200 克、無糖豆漿 100ml
蜂蜜適量、冰塊適量

做法：
哈密瓜去皮去籽切成小塊；將全部材料放入果汁機打勻即可飲用。

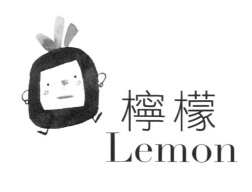

檸檬
Lemon

1 營養 In

含維生素 B、C、P、E、檸檬酸、蘋果酸、核黃素、礦物質（鈣、磷、鐵、鉀）等營養素。

2 健康 UP

檸檬可幫助預防感冒、增加免疫力、有助於強化記憶力，提高思考反應靈活度，檸檬中的檸檬酸，可以幫助提高人體對鈣的吸收率，預防骨質疏鬆；可助潔膚美容，讓皮膚光潔細膩，還能生津止渴、化痰止咳。

3 產期

主要為 6 ～ 10 月。

胃潰瘍、胃酸過多，有齲齒者、糖尿病患者慎食。

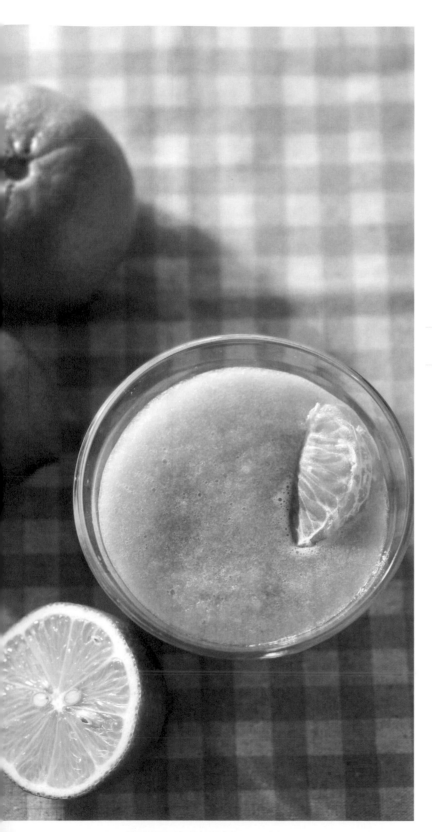

檸檬西芹橘汁

材料：

檸檬 1 顆、西芹 30 克
橘子 1 顆、冰塊適量

做法：

1. 檸檬切開用壓汁器壓汁。
2. 西芹洗淨切小段，用榨汁機榨汁。橘子去皮去籽剝成小瓣。
3. 全部材料放果汁機打勻即可。

Plus

● 檸檬牛蒡柚汁

材料：
檸檬 1 顆、牛蒡 100 克
柚子 100 克、冰塊適量

做法：
檸檬切開用壓汁器壓汁；牛蒡去皮切小段跟柚子去皮去籽切小塊，一起用榨汁機榨汁；將全部材料放果汁機打勻即可飲用。

● 檸檬菠菜柚汁

材料：
檸檬 1 顆、菠菜 80 克、柚子 100 克
冰塊適量

做法：
檸檬切開用壓汁器壓汁；菠菜洗淨切成片，用榨汁機榨汁；柚子去皮去籽切成小塊，用榨汁機榨汁；將全部材料放入果汁機打勻即可。

檸檬芹菜汁

材料：
檸檬 1 顆、芹菜 30 克
香瓜 80 克、冰塊適量

做法：

1. 檸檬切開用壓汁器壓汁。
2. 芹菜洗淨切小段，用榨汁機榨汁。香瓜去皮去籽切小塊。
3. 將全部材料放入果汁機打勻即可飲用。

Plus

● 檸檬蔬菜汁

材料：
檸檬 1 顆、西生菜 100 克
青江菜 80 克、冰塊適量

做法：
檸檬切開用壓汁器壓汁；西生菜、青江菜洗淨切小段，用榨汁機榨汁；將全部材料放入果汁機打勻即可飲用。

● 檸檬花椰橘汁

材料：
檸檬 1 顆、花椰菜 100 克、橘子 1 顆
冰塊適量

做法：
檸檬切開用壓汁器壓汁；花椰菜洗淨切成小片，用榨汁機榨汁；橘子去皮去籽剝成小瓣；將全部材料放入果汁機打勻即可飲用。

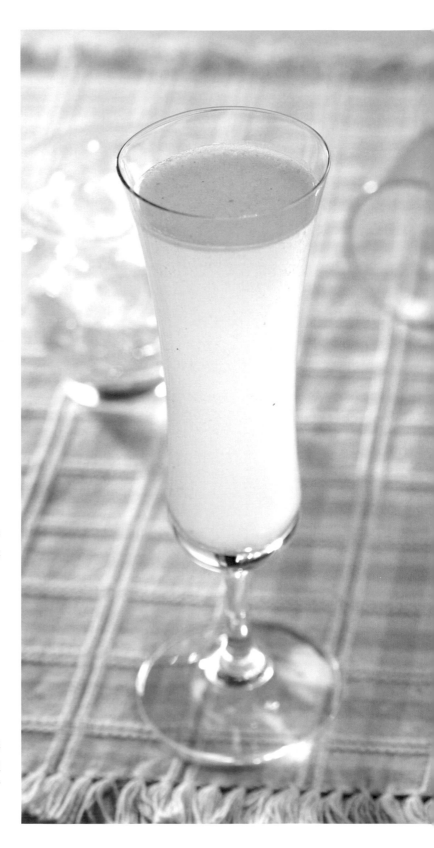

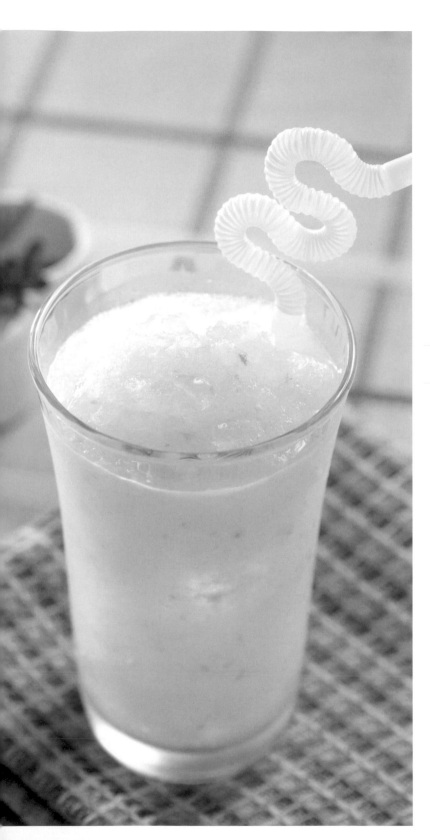

檸檬蛋蜜汁

材料：

蛋黃 1 粒、冷開水 180 ml
檸檬 1/4 顆、蜂蜜適量

做法：

1. 檸檬切開用壓汁器壓汁。
2. 將全部材料放入果汁機打勻即可飲用。

Plus

● 檸檬柳橙瓜汁

材料：
檸檬 1 顆、柳橙 1 顆
香瓜 1 顆、冰塊適量

做法：
柳橙、檸檬切開，用壓汁器壓汁；香瓜去皮去籽切成小塊；將全部材料放入果汁機打勻即可飲用。

● 檸檬葡萄柚汁

材料：
檸檬 1/2 顆、西芹 80 克
葡萄柚 100 克、冰塊適量

做法：
檸檬切開用壓汁器壓汁；西芹洗淨切成小段，用榨汁機榨汁；葡萄柚切開用壓汁器壓汁；將全部材料放入果汁機打勻即可飲用。

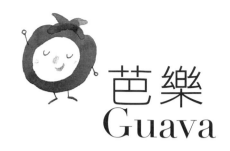

芭樂
Guava

1 營養 In 含有蛋白質、維生素 A、C、B、礦物質（鈣、鐵、磷、鈉、鉀等）等營養素。

2 健康 UP 有助解渴、清肝降脂、利尿；同時也有助於牙齦的健康、防止腫脹、出血和鬆動，是糖尿病和減肥者很好的替代食物，尤其以台灣土芭樂的功效最顯著，能幫助預防尿酸、高血壓、血脂肪。

3 產期 每年 9 月～翌年 2 月。

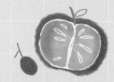

 Tips

火氣大、便祕患者忌食。

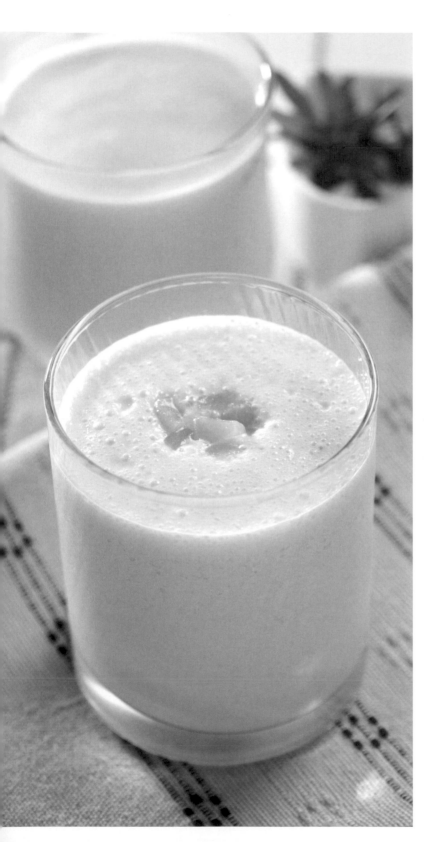

芭樂多多汁

材料：

芭樂 2 顆、養樂多 3 瓶、蜂蜜適量

做法：

1. 芭樂洗淨去籽切成小塊。
2. 將全部材料放入果汁機打勻即可飲用。

Plus

● 芭樂梅子汁

材料：
軟芭樂 1 顆、梅子汁 5ml
冷開水 180ml

做法：
芭樂洗淨去籽切成小塊；將全部材料放入果汁機打勻即可飲用。

● 芭樂牛奶汁

材料：
芭樂 1 顆、牛奶 180ml、蜂蜜適量

做法：
芭樂洗淨去籽切成小塊。將全部材料放入果汁機打勻即可飲用。

芭樂西洋芹汁

材料：

芭樂 1 顆、西洋芹 1 根
冷開水 180ml、蜂蜜適量

做法：

1. 芭樂洗淨去籽切成小塊。
2. 西洋芹洗淨切成小段，用榨汁機榨汁。
3. 將全部材料放入果汁機打勻即可飲用。

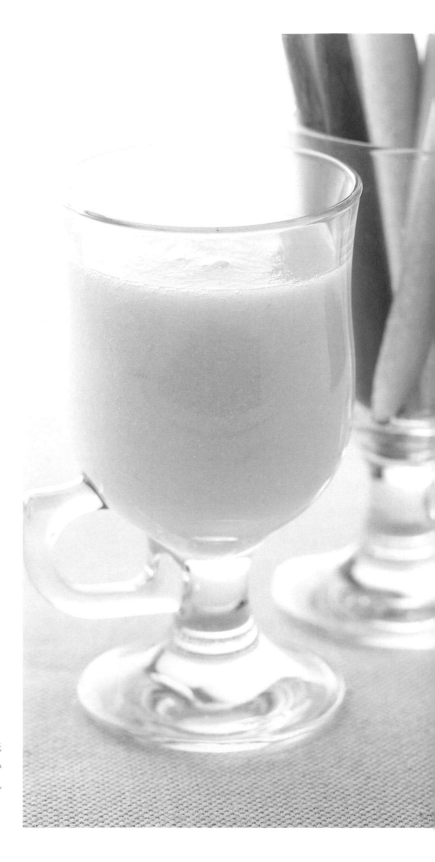

Plus

● 芭樂芹菜汁

材料：
芭樂 1 顆、芹菜 100 克、番茄 1 顆
胡蘿蔔 1/2 根

做法：
芹菜洗淨切成小段，用榨汁機榨汁；
芭樂洗淨去籽切成小塊；番茄去蒂洗
淨切成小塊；胡蘿蔔去皮洗淨切成小
塊，用榨汁機榨汁；將全部材料放入
果汁機打勻即可飲用。

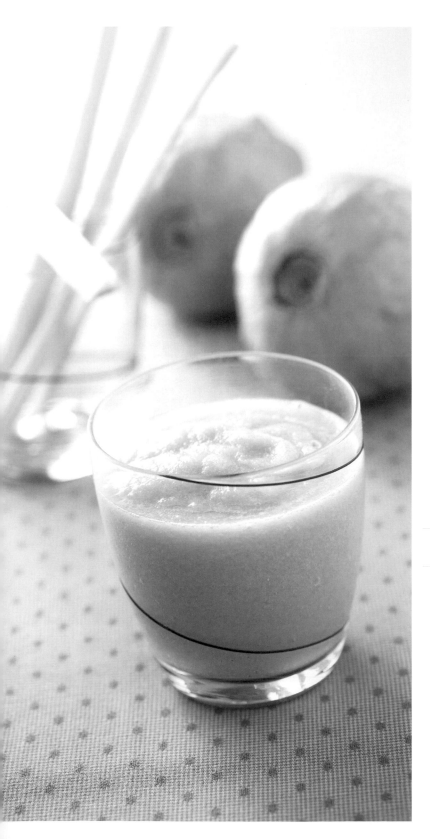

芭樂胡蘿蔔汁

材料：

芭樂 1 顆、胡蘿蔔 1 根
檸檬 1/4 顆、腰果 8 克

做法：

1. 芭樂洗淨去籽切成小塊。
2. 胡蘿蔔去皮切成小塊，用榨汁機榨汁。
3. 檸檬切開用壓汁器壓汁。
4. 將全部材料放入果汁機打勻即可飲用。

Plus

● 芭樂葡萄柚汁

材料：
芭樂 1 顆、葡萄柚 1 顆、檸檬 1/4 顆
蜂蜜適量

做法：
芭樂洗淨去籽切成小塊；葡萄柚、檸檬切開，用壓汁器壓汁；將全部材料放入果汁機打勻即可飲用。

營養師推薦的
健康養生活力飲
一天一杯，幫你排毒、養顏、抗老、增加抵抗力!!

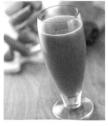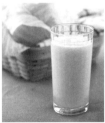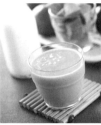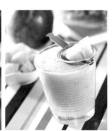

作　者	盧美娜、徐銘駿
攝　影	蕭維剛

發 行 人	程安琪
總 策 畫	程顯灝
編輯顧問	錢嘉琪
編輯顧問	潘秉新

總 編 輯	呂增娣
主　編	李瓊絲
執行編輯	鍾碧芳
編　輯	吳孟蓉・程郁庭・許雅眉
美術主編	潘大智
行銷企劃	謝儀方
出 版 者	橘子文化事業有限公司

總 代 理	三友圖書有限公司
地　址	106 台北市安和路 2 段 213 號 4 樓
電　話	(02) 2377-4155
傳　真	(02) 2377-4355
E － mail	service@sanyau.com.tw
郵政劃撥	05844889 三友圖書有限公司

總 經 銷	大和書報圖書股份有限公司
地　址	新北市新莊區五工五路 2 號
電　話	(02) 8990-2588
傳　真	(02) 2299-7900

初　版	2013 年 9 月
定　價	320 元
I S B N	978-986-6062-54-4（平裝）

國家圖書館出版品預行編目 (CIP) 資料

營養師推薦的健康養生活力飲：一天一杯，
幫你排毒、養顏、抗老、增加抵抗力!! /
盧美娜、徐銘駿作 . -- 初版 . -- 臺北市：
橘子文化，2013.09　面；　公分
ISBN 978-986-6062-54-4(平裝)

1. 食療 2. 果菜汁
418.915　　102017367

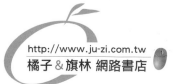

http://www.ju-zi.com.tw
橘子 & 旗林 網路書店